100歳でも元気な人の習慣

白澤卓二
順天堂大学大学院教授
医学博士

アスコム

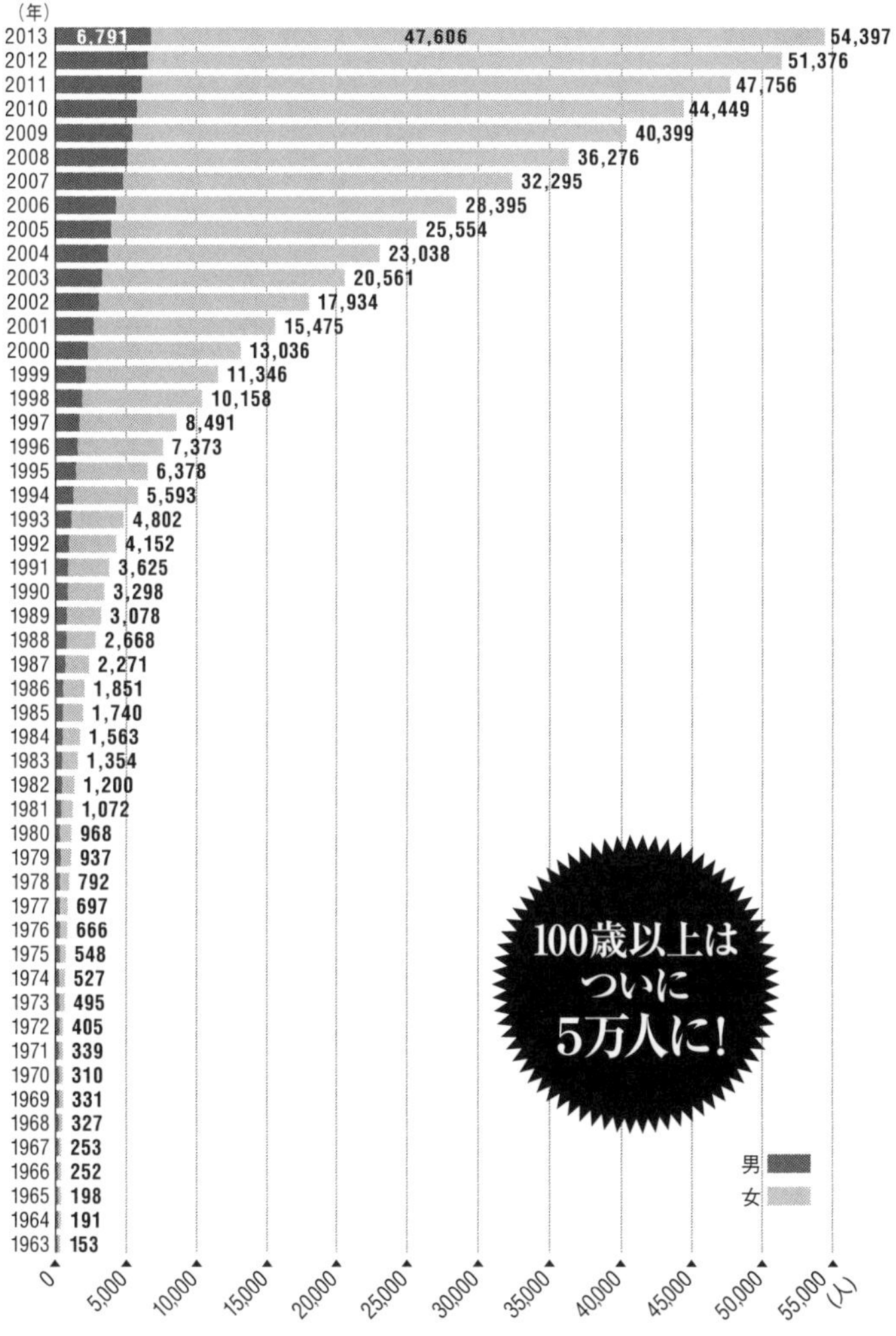

※社会実情データ図録より引用一部改変

はじめに

ついに100歳以上が5万人を突破！

ついに100歳以上の日本人が、5万人を突破しました。
年をとるとは、衰えること。弱っていくこと。
そんな常識を吹きとばす長寿者も、とても増えています。

「100歳の誕生日の日、北海道のテイネハイランドスキー場で、スキーを楽しみました」

（プロスキーヤー・三浦敬三。2006年、101歳で他界）

「若いとき以上に人生のスピードと充実感が、クレッシェンドになっています」

（聖路加国際病院名誉院長・日野原重明。２０１４年10月4日で、１０３歳）


テレビや新聞・雑誌にも、有名無名を問わず、１００歳を超えて元気な方がよく登場します。そのつややかさや、シャキシャキとした動きを見ると「よし、自分も」という気持ちになりますね。

「なにを食べて、どんな心がけをしたら、元気で１００歳まで生きられるんですか？」「努力したら、体も頭も１００年もちますか？」「１００歳までボケない方法を教えて！」

そんな質問を受けることも、とても多くなりました。

新生児のほとんどは１００歳になる!?

私のライフワークはまさに、「どうしたら元気でボケずに１００歳まで生きられるか」の研究です。

東京都老人総合研究所（現・東京都健康長寿医療センター）では17年間、長寿をつかさどる遺伝子やアルツハイマー病の研究をしました。遺伝子構造が75％、人間と同じ線虫の寿命を2倍以上に延ばす実験に成功し、人間の長寿遺伝子をオンにするためのヒントを、数多く得ました。

また日野原重明さん、三浦敬三さんをはじめ、たくさんの「アラ100」（100歳前後）の方と出会い、ご協力をいただいて、長寿の秘訣《ひけつ》を探ってきました。今は順天堂大学大学院で、サクセスフルエイジング（若々しく幸せに年を重ねること）の総合的な研究に取り組んでいます。

そして研究の総まとめとして、私自身も「100歳の誕生日を元気に迎えて、家族や友人にお祝いしてもらう」ことを人生の目標にしています。

ただ長く生きるのではなく、元気に100歳を迎えて、周りの人と祝いあえる「健康長寿」が、とても大切で、そこに人生の価値や喜びがあると思うんです。

私の目指す医学のゴールは、喜びにあふれた100歳超えです。この「100歳のハッピーなバースデー」構想には、最近ちょっと自信を持っています。

まず、日本人の平均寿命はこの半世紀で男性は20年、女性は25年以上も延びて、さらに延び続けています。今、80歳の日本人女性は、過半数が90歳を超えると予測されています。

デンマークの研究では「アメリカ、イギリス、フランス、イタリア、日本などの平均寿命の長い国では、2000年以降に生まれた新生児の大部分が、100歳の誕生日を祝えるだろう」という報告さえあります。

ボケなければ、寝たきりにならない

またさまざまな医学的証拠から、人類はアルツハイマー病を、近い将来克服できる可能性が高まっています。

自分はどんな病気にかかりやすく、どうしたら予防できるかを、それぞれの遺伝情報から知ることができる時代も、目前です。

100歳のハードルはどんどん低くなっています。

ただしさまざまな調査から、百寿者（100歳以上の人）の8割は認知症が疑われ、過半数が「寝たきり」だということもわかっています。逆に、認知症もなく、身の回りのことを自分でできる百寿者が、15％前後もいます。

ボケなければ、寝たきりにもならないんです。

今後、元気な百寿者の割合は、もっともっと上がっていくでしょう。

なんとしても「ボケずに100歳を迎えるグループ」に入りたいものです。

100歳まで元気な人が歩いてきた道

今までに多くの「元気な百寿者」と出会ってきて、はっきり言えること。それは「100歳まで元気な人は、元気な道を歩いてきている」ということです。「千里の道も一歩から」の言葉通り、1日1日の食べ方、考え方、暮らし方の積み重ねが、結果として80年、90年、100年の元気長寿につながっている、ということです。

本書では、私が実際に話を聞いたり、新聞などのメディアに紹介された2309人の「元気な100歳が長年やっている習慣」を、データや医学的な検証を交えて解説しました。

ワカメのみそ汁を毎朝食べる。オリーブオイルをとる。料理好き。よく噛み、よくしゃべり、よく冗談を言う。新聞をすみずみまで読む。手を動かす。クヨクヨしない。じっとしていない。お化粧やおしゃれが好き。無料のチーズバーガーを食べるため、不自由な足で20年間毎日5㎞歩き続けて、100歳を超えた人もいます。

元気な100歳、2309人の内訳は次の通りです。

①健康・体力づくり事業財団による「長寿大国ニッポンにおける百寿者のくらし」調査に答えた1907人。これは100歳以上で、調査員の訪問面接に応じた人、つまり受け答えがしっかりできる人が対象でした。
②全国各地の満100歳以上の日本人を20年に及び、撮り続けている写真家・小野庄

一さんが取材した200人。
③厚生労働省がリリースした、全国各地で話題の百寿者52人。
④私がテレビ番組の監修でたずさわった、元気な100歳1000人調査の回答者100人。
⑤私自身が出会ったり、暮らしぶりを見聞きした50人。

以上を足した2309人のデータやエピソードをベースに、百寿者たちに共通する習慣を解き明かしていきます。

40歳からの寿命は、自分で作る

スポーツや習い事と同じく、健康長寿も「これはと思う達人をまねる」ことが第一歩。そこから自分なりのやり方が見つかります。

元気に100歳を超えた人たちが実践している「習慣」の、たったひとつでもいいんです。「なるほど!」と思った新しいことを、ぜひ始めてください。とっかえひっかえ、手当たり次第でも全くかまいません。

何歳からでも、ひとつでも始めると、確実にその後の人生が変わります。

「40歳になったら、自分の顔に責任を持て」と言われます。健康も同じです。「40歳からの寿命は、自分で作る」。

親が短命でも、体が弱くても、被爆したりがんになっても、100歳を元気に迎えた人はたくさんいます。ウサギとカメの話のような、ありえないような逆転劇がよく起こります。

寿命に及ぼす遺伝の影響は25％で、その恩恵は40歳までにほぼ使いきるからです。40歳からの寿命は、日々の心がけと生活習慣で決まります。

100歳のハッピーなバースデーを、みんなで実現しましょう！

白澤卓二

あなたの寿命チェックシート

まず、あなたの寿命を診断します。

男性は73歳、女性は80歳から始めます。Ｑ１～15のチェック項目に当てはまったら、その点数をプラスマイナスしてください。最後に出た数字が、今の生活を続けたときの、あなたの寿命の目安です。

Q1	現在、20 ～ 50歳なら、**+2歳**。 50 ～ 70歳なら、**+4歳**。 それ以外なら、**+－0**。
Q2	人口1万人以下の市町村に住んでいるなら、**+2歳**。 人口200万人以上の都市に住んでいるなら、**－2歳**。
Q3	大学を卒業していたら、**+1歳**。
Q4	浪費癖がある、あるいは生活に困っているなら、**－2歳**。
Q5	現在65歳以上で、働いているなら、**+3歳**。
Q6	祖父母のうちひとりでも寿命が85歳を超えた人がいたら、**+2歳**。
Q7	父か母が、心臓病か脳卒中で、50歳未満で亡くなっていたら、**－4歳**。
Q8	だれかと同居していたら、**+5歳**。 ひとり暮らしなら、**－3歳**。
Q9	体をまめに動かし、頭もよく使っているなら、**+3歳**。部屋でボーッとしたり、テレビを見たりする時間が長いなら、**－3歳**。

Q10	1日30分程度の運動を週5回以上しているなら、**+4歳**。 週2回以上しているなら、**+2歳**。
Q11	自分は幸せだと思えるなら、**+1歳**。 自分はついてない、不幸だと思うなら、**−2歳**。
Q12	あまりクヨクヨしない性格なら、**+3歳**。 イライラ、クヨクヨ、カリカリしやすい性格なら、**−3歳**。
Q13	1日にタバコを2箱以上吸うなら、**−8歳**。 1～2箱吸うなら、**−6歳**。 1箱未満なら、**−3歳**。
Q14	現在40歳以上で、毎年健康診断を受けているなら、**+2歳**。
Q15	20代の平均体重を思い出してください。 現在の体重が、20代と比べて25kg以上増減しているなら、**−8歳**。 現在の体重が、20代と比べて15～25kg未満の増減なら、**−4歳**。 現在の体重が、20代と比べて5kg以内の増減なら、**+4歳**。 （※注：激太り、激やせは命にかかわります。必ず治療してください）

Q１～15までの計算で出た数字が、あなたの寿命の目安です。その寿命を元気に全うしたいと思いませんか？

もし元気で100歳を超えられるなら大台に乗ってみたくありませんか？　うなずいた方は、ぜひ、本書の「41の習慣」をひとつでも、今日から始めてみてください！

目次

第2章　100歳でもボケない人の「**心**」の習慣

第3章 100歳でも元気な人の「生活」の習慣

第1章

100歳でも病気にならない人の「食」の習慣

習慣 1

朝食には「ワカメのみそ汁」を飲む

ヒロシマをくぐり抜けて107歳

「39歳のとき広島で被爆《ひばく》したけれども、105歳の年を迎えられました。豆腐とワカメのみそ汁を毎朝食べてきたから後遺症もなく、元気でいられるのだと思います」とおっしゃったのは、昇地《しょうち》三郎さん（2013年、107歳で他界）。

障害を持つ子どもたちのための施設「しいのみ学園」園長として、朝礼で毎日あいさつしていました。国内外の講演にも引っぱりだこ。数えの100歳から6年連続で、世界一周5ヵ国講演も成功させました。講演後は必ず、黒田節の舞いを披露するほど足腰もしっかり。

しかし昇地さんは被爆しただけでなく、生まれつきの体質も大変弱かったとのことで、「手が白くて細いのが、虚弱児だったころの名残りです」。

奇跡のような元気長寿の秘訣のひとつは、日本古来のみそ汁にありそうです。

みそは、原料の大豆のたんぱく質が発酵によってアミノ酸に分解され、酵母や乳酸菌などのよい菌や、ビタミン類も増えて、良質の栄養がとても吸収されやすくなっています。

また大豆のポリフェノール成分サポニンや、リン脂質のレシチンは、コレステロールや中性脂肪の除去に働きます。食物繊維も豊富なので、腸内の掃除にもひと役買います。

原子力発電所の安全性が見直される今、**放射性物質の解毒に働く食品としても、みそが脚光を浴びています**。ジピコリン酸という成分には、放射性ストロンチウムなどの重金属を吸着、排出する力が認められています。

広島、長崎に原爆が投下されたとき、「みそを毎日食べる人には、原爆症（被爆による健康被害。急にだるくなり、目が見えない、体のふしぶしが痛むなどの末、亡くなることが多い）が出にくい」という事例が、数多く報告されました。

たとえば長崎の爆心地付近で唯一、医療スタッフがひとりも原爆症を発症しなかった、聖フランシスコ病院。秋月辰一郎医師は、著書『体質と食物』（クリエー出版部）にこう記しています。

「原子爆弾は長崎市内を大半灰燼《かいじん》にし、数万の人々を殺した。爆心地より1・8㎞の私の病院は、死の灰の中に廃墟として残った。私と私の病院の仲間は、焼け出された患者を治療しながら働きつづけた。私たちの病院は、長崎市内の味噌・醤油の倉庫にもなっていた。玄米と味噌は豊富であった。さらに、わかめもたくさん保存していたのである。その時私といっしょに、患者の救助、付近の人びとの治療に当たった従業員に、いわゆる原爆症が出なかった原因の一つは、わかめの味噌汁であったと、私は確信している」

また秋月さん本人も、結核をわずらうなど、もともと虚弱な体に被爆したにもかかわらず、89歳の長寿を全うしました。

どんなみそを選べばいいの？

みその不思議な力は海外にも伝わり、1986年のチェルノブイリ原発事故の際には、ヨーロッパへのみその輸出量が急増しました。

広島大学の伊藤明弘教授は、みその解毒力を調べるため、マウスを4グループに分けて、次の4タイプのエサを1週間与えました。

①乾燥赤みそを10％混合したエサ
②しょうゆを10％混合したエサ
③みそ入りエサと同じ塩分になるよう食塩を入れたエサ
④普通のエサ

そしてX線（放射線）をマウスに照射し、小腸粘膜幹細胞の生存率を調べました。

3日後、**みそ入りのエサを食べたグループは、細胞生存率が最も高く、**2番目はしょうゆ入りのエサのグループでした（次ページのグラフ参照）。また、みそ、しょうゆ入りのエサを食べたマウスの腸粘膜では、傷んだはずの粘膜細胞が一部、再生していました。

マウスに直接、放射性物質のヨウ素131とセシウム134を投与した実験でも、みそ入りのエサを食べたマウスは、普通のエサを食べたマウスよりヨウ素を多く排泄し、筋肉中のアイソトープ（放射性同位元素）量も少なかった、と報告されています。

みそ汁に入れる、ワカメ、豆腐、油揚げ、ネギ、ホウレンソウ、ダイコン、ニンジン、ジャガイモ、タマネギ、キャベツなどの具も、栄養だけでなく、食物繊維をはじめ、「毒を排出する」さまざまな成分を持っています。

113歳まで生きた宮崎県の田鍋友時さんも生前、朝食の定番おかずは「ワカメのみそ汁とゴーヤのつくだ煮」と語っていました。

みそ汁は健康長寿の守り神と言えそうです。

みそによって、放射線が解毒された！

［みそ入りエサを食べたマウスの小腸粘膜幹細胞の生存率］

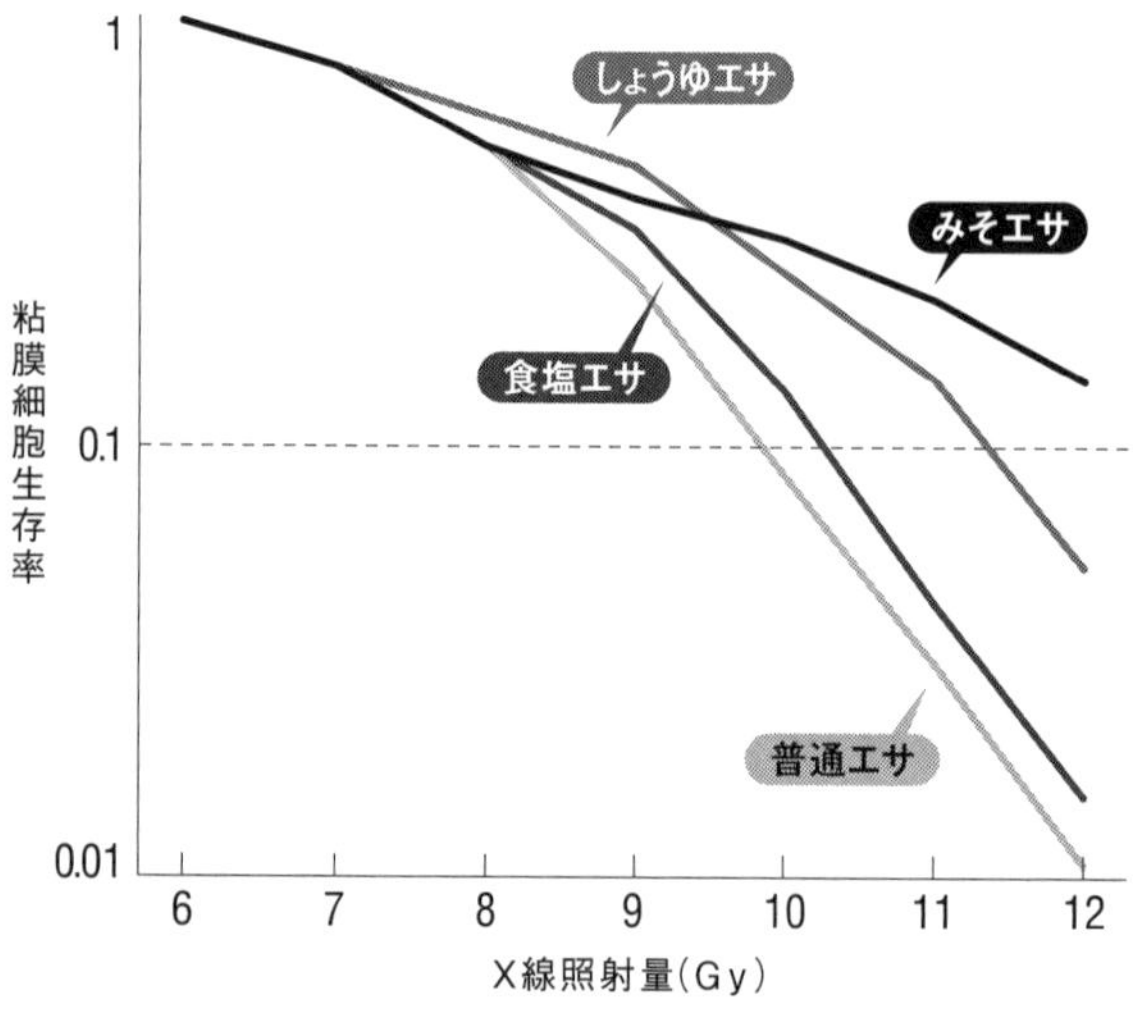

※広島大学原爆放射能医学研究所　伊藤明弘教授による実験結果より

マウスを4グループに分け、4タイプのエサを1週間与えて、X線（放射線）を照射。その後、小腸粘膜幹細胞の生存率を調べた結果、一番生存率が高いのはみそ入りのエサを食べたグループだった。

みそを選ぶときは、保存料やうま味調味料が使われていない、材料表示が「大豆、米、塩」などのシンプルなもの、「天然醸造」表示のものをおすすめします。

天然醸造みそは、四季の自然の温度変化に任せて、1~3年ほどかけてじっくり発酵・熟成させたみそ。天然酵母や乳酸菌が生き続けているので、栄養価も、さまざまな効力も高まっています。

習慣 2

1日大さじ1杯の**オリーブオイル**をとる

毎朝、ジュースに大さじ1杯入れる

100歳を過ぎても、シワもシミも目立たない、つややかな「赤ちゃん肌」をお持ちの、日野原重明さん（聖路加国際病院名誉院長）。

40年以上にわたって、**毎朝リンゴやオレンジなどの果汁100%ジュース200㎖に、スプーン1杯（15㎖）のオリーブオイルを入れて、「グッと飲んでいる」**と、対談のときにうかがいました。

きっかけは、コレステロール値が高かったこと。オリーブオイルの悪玉コレステロール値を下げる効果を知り、飲み始めたそうです。

もうひとり、公式記録史上最長寿の122歳まで生きたフランス人女性、ジャンヌ・カルマンさんも「毎日オリーブオイルを飲み、オリーブオイルで肌を磨いている」と語り、120歳のときに「これまでにできたシワは1本だけよ」と取材に答えています。

そのときの映像を見ると、確かに美肌で、深いシワがほとんどありません。

カルマンさんが122年の生涯を過ごしたのは、風光明媚な南仏プロヴァンスのアルル。近郊では手摘み、常温手搾りの良質なエキストラバージンオリーブオイルが作られています。

悪者だけを退治するすごい効果

オリーブオイルには、他の食用油と比べて、オレイン酸（一価不飽和脂肪酸）、必須脂肪酸、ビタミンE、ポリフェノール類が多く含まれています。オレイン酸は、体の粘膜を保護したり、消化吸収を助け、骨を丈夫にする作用が医学的に証明され、また**悪玉コレステロール値だけを下げてくれる**ことがわかっています。

必須脂肪酸は脳、皮膚、血液などに存在する重要な成分ですが、体内でほとんど作り出せないので、食事からとる必要がある栄養素。

ビタミンEとポリフェノールは、シミ、シワなどの老化やがん、動脈硬化を引き起こす体のサビつき（酸化）を防ぐ作用で知られています。

なかでも**エキストラバージンオリーブオイル**は、新鮮なオリーブの実を、熱を加えない「コールドプレス」製法でそのまま搾った一番搾り。実の栄養が壊れずにたっぷり含まれ、酸度（オイルの酸化の度合い）も０・８％以下と定められています。

異名は「オリーブのジュース」。高価なイメージですが、信頼のおけるブランドのものが、１ℓ１０００円ぐらいから手に入ります。**1日大さじ1杯（15㎖）なら、10円台です。**

オリーブがよく育つ地中海沿岸に住む人々は、皮膚も血管も若く、心臓疾患が少ないことで有名です。

とりわけ「オリーブオイル発祥の地」と言われるギリシャのクレタ島では、あらゆる料理に使われる上に、高齢になると１日スプーン１杯、搾りたてを飲む習慣もあって、浴びるようにオリーブオイルをとり続けます。

それだけ油をとりながら、がん、脳卒中、脳梗塞、心臓病、アレルギー、アトピーが世界一少なく、島の人の年間医療費はアメリカ人の10分の1と報告されています。

体重が増えたときの対策

気になるのは、オイルなので15mlで約120kcalと、カロリーが高いこと。アメリカ食品医薬品局（FDA）は、オリーブオイルに次の表示を許可しています。

「1日の摂取カロリーは増やさず、主に動物脂肪からとる飽和脂肪酸のうち、大さじ2杯分をオリーブオイルに替えると、オレイン酸の働きで、冠動脈性心疾患のリスクを減らせる可能性があります」

私たち日本人としては、40年実践してこられた日野原さんに習い、1日15ml前後のオリーブオイルをとるのがほどよいと思います。もし体重が増えるようなら、トーストのバターの量を減らしたり、牛肉や豚肉は脂身の多いロースを避けるなど、動物性の脂肪を少し控えてください。

日野原さんは、以前にお会いしたときも「オリーブオイルは、私にとって長寿のもとです」と、ニコニコしていました。

習慣 3

皮ごと搾った**リンゴジュース**を飲む。**焼きリンゴ**を食べる

皮ごとリンゴジュースで免疫力が10％アップ！

「1日1個のリンゴで医者いらず」（ことわざ）。日野原さんのほか、114歳まで生きた福岡県の中願寺雄吉さんの好物も、リンゴジュースでした。

リンゴにはカリウムが多く、食塩などのナトリウムの害を打ち消してくれます。水溶性食物繊維のペクチンも豊富で、腸をいたわりながらほどよく刺激するので、便秘も下痢も癒してくれます。また、リンゴを食べると血中のビタミンC含量が増えることがわかっています。

東京都老人総合研究所にいたとき、私の研究室では「活性酸素で心臓がどんどん老化するマウス」を作り、リンゴ由来のポリフェノールを投与しました。すると**心臓の老化が劇的に抑えられ、寿命は3割延びました**。

リンゴジュースを家で作るときは、ぜひ皮も一緒に搾ってください。ポリフェノー

ルは皮のすぐ下に特に凝縮されているからです。

弘前大学では青森リンゴの健康効果を、多彩に研究しています。皮ごと搾ったリンゴジュース400㎖を5週間続けて飲んだ人は、ナチュラルキラー活性（がんやウィルスを遠ざける免疫力）が平均10％以上も高まることがわかっています。

また同大学の研究では「胃腸カタル、胃炎など胃酸の少ない人は、リンゴを食べると酸が増して消化作用が高まる」「胃潰瘍や十二指腸潰瘍の人が毎日リンゴを食べ続けると、痛みが軽くなる」「リンゴの濃縮果汁が、貧血の回復に役立つ」ことも報告されています。

よく噛めば病気もボケも遠ざける

海外でもフィンランドの、1万人を対象にした25年調査で「リンゴをよく食べる人は肺がんリスクが58％低下」。オランダの25年調査では「リンゴやナシを1日70g以上食べる人は、14g以下の人に比べて、気管支ぜん息、慢性気管支炎、肺気種などの肺の慢性病にかかるリスクが4割近くも少ない」。

日本の農業・食品産業技術総合研究機構の果樹研究所は、リンゴペクチンのアレルギー予防効果を報告しています。気管支ぜん息の患者は、血中ヒスタミン濃度が高くなります。1日平均8・4gのリンゴペクチンを8週間とる実験で、14人の被験者のうち11人の血中ヒスタミン濃度が、平均24%低下しました。同時に悪玉コレステロールも低下していて、生活習慣病の予防効果も確認されました。

リンゴの薬効は、「医者いらず」のことわざ通りなのです。

リンゴを皮ごと丸かじりして、よく噛んで食べるのもおすすめです。唾液がよく出て免疫物質が増え、あごもよく動くので脳の血流もアップして、病気もボケもさらに遠ざかります。

さらに**焼きリンゴにすると、ペクチンの活性が生のときの9倍に上がる**と報告されています。

皮ごとスライスしてオーブントースターで焼いて、はちみつやシナモンをかけると、手軽においしく焼きリンゴを楽しめますよ。

習慣 4

毎日、2杯の**オレンジジュース**を飲む

長生きしたけりゃ果物を食べなさい

100歳を超えて元気な人の好物ナンバーワンは果物。「健康・体力づくり事業財団」が実施した「長寿大国ニッポンにおける百寿者のくらし」調査（1999年）で、興味深い結果が出ています。

この調査の回答者は「調査員の訪問面接に応じた人」、つまり認知症ではない1907人。「一番好きな食べ物」アンケートへの答えは、複数回答で次の順番でした。

①果物　18・5%
②魚　12・3%
③甘いもの　10・7%
④刺身　9・5%
⑤寿司　6・4%
＊なんでもおいしく食べる　15・1%

意外にも、甘いものや刺身、寿司を引き離して、果物がダントツにトップという結果でした。**元気な百寿者は男女とも約6割が「ほとんど毎日」果物を食べていて、「ほとんど食べない」人は、わずか3％でした。**果物にたっぷり含まれるビタミンCやポリフェノール類や食物繊維の健康効果を、スーパー長寿者たちは本能的に知っているのかもしれませんね。

果物の栄養のなかでもビタミンCには、ストレス軽減、抗酸化作用、免疫物質の生成、肌のハリのもとになるコラーゲンの生成……と、アンチエイジングパワーがぎっしり。ビタミンCの豊富なレモン、ミカン、オレンジなどのかんきつ類、イチゴ、キウイ、カキなどは特におすすめです。

アートフラワーの創始者として、また料理研究家として、103歳で他界する直前まで活躍された飯田深雪さん。「私の健康のもとはレモン」と、毎朝はちみつ入りのレモンジュースを飲み、マーマレードや、レモン風味のシトロンパウンドケーキを愛されました。

血圧の高い人に朗報！

果物や野菜のジュースを週3回以上飲む人は、1回も飲まない人より、アルツハイマー病の発症率が7割低いという報告もあります。

115歳まで生きて、脳が全く健全だったオランダ人女性、ヘンドリック・ヴァン・アンデル・シッパーさんは114歳のとき、「毎日1杯、オレンジジュースを飲んでいる」と答えていました。

アメリカ食品医薬品局（FDA）は、**「1日コップ2杯のオレンジジュースに血圧を下げる働きがある」**と発表しています。ビタミンB群の1種、葉酸がオレンジに多いことも、高血圧の予防に働くようです。

よく「果物は甘いから太るのでは」と質問を受けますが、果物のカロリー、脂質、炭水化物は、お菓子よりずっと低いです。

また果糖は砂糖より甘味が強いせいか、「果物の甘味は脂肪の合成をうながして、肥満や糖尿病を招く」という説も耳にしますが、ミカンを1日30個以上も食べるような、非現実的な計算を根拠にしている例が多いようです。

オランウータンやチンパンジーと同じく、人間ももともとは果物が主食だったと考えられています。ピタゴラス、ヒポクラテス、アリストテレスなど、古代ギリシャの天才たちの食事も、果物が中心でした。消化が早くて体に負担をかけず、すばやく脳の栄養になるので、科学者や哲人にとっては、とことん考え抜くエネルギー源としても、果物は最良だったのでしょう。

いろいろな果物をたっぷり食べて、体も脳も元気に保ちましょう。

野菜と果物のジュースで
アルツハイマー病のリスクが減少

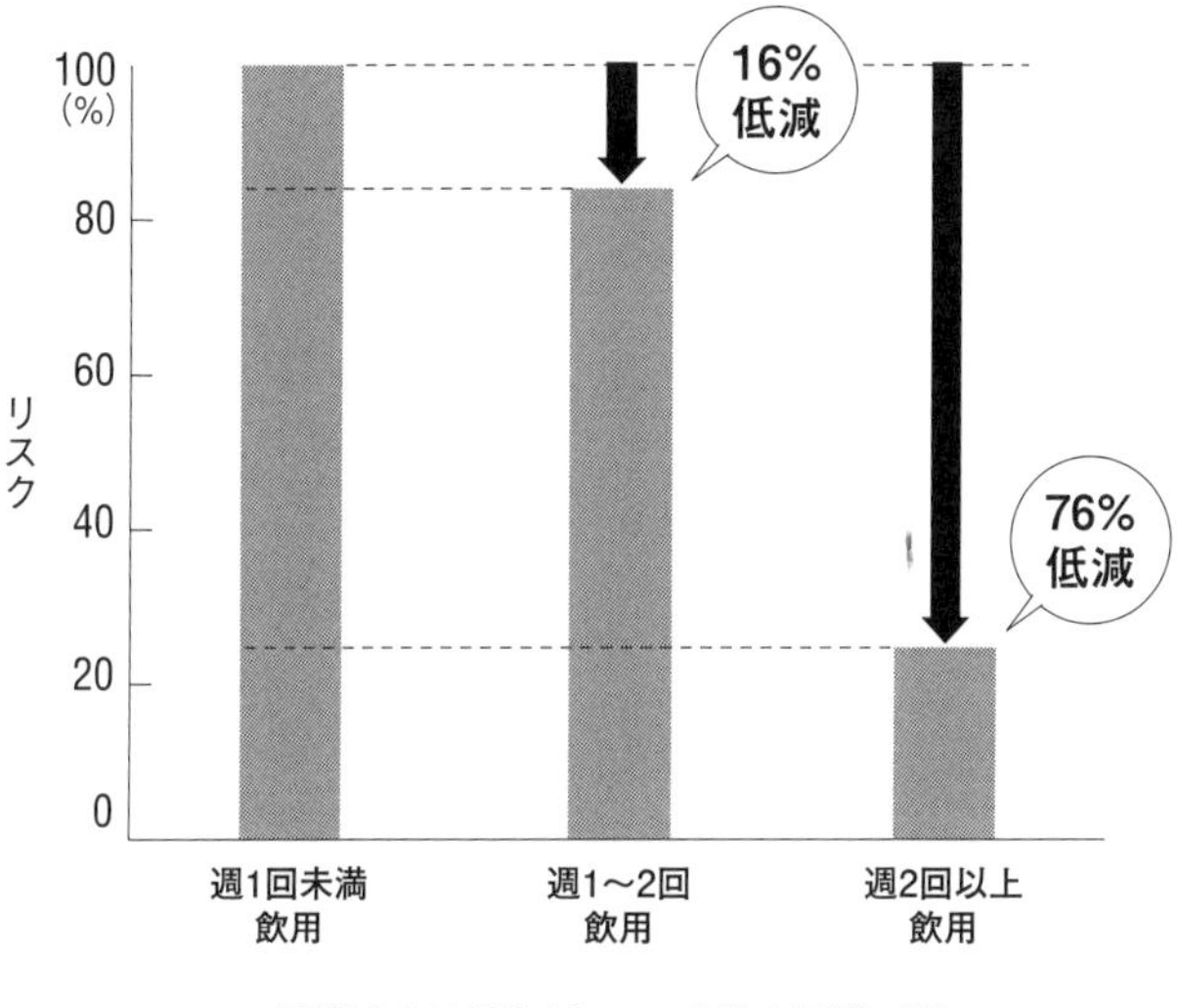

※Daiほか、The Kame Project, Am J Med,119,751-759（2006）より

野菜または果物のジュースを飲む回数が多いほど、アルツハイマー病の発症リスクが減少することがわかる。

習慣 5

1日3食！
常に腹7分目

「肉を食べるな」は本当か？

世の中には「〜を食べない」健康法やダイエット法があふれています。朝食は抜いたほうがいい、たまに断食したほうがいい、炭水化物を抜くといい、肉はやめたほうがいい、牛乳はよくない……。

でも、前述の元気な百寿者1907人調査では、**男女とも「3食きちんと食べる」人が9割を占め、**「1日2食」という人は、5〜7％しかいませんでした。

そして同じく9割の人が、ごはん、パン、麺などの主食と野菜も「毎食」食べていました。

肉や魚介については、**魚介を「毎日」か「2日に1度は食べる」人が8割以上**で、「ほとんど食べない」人はわずか4％程度。

一方、**肉を毎日か1日おきに食べる人も半分ぐらい**、「肉をほとんど食べない」人は男性16％、女性22％と2割程度でした。

また**牛乳・乳製品を「ほとんど毎日とる」人は7割近く、**「ほとんどとらない」人は10％台。卵は約半数が毎日食べていて、「ほとんど食べない」人は、5％台でした。

ボケない100歳の食事の王道は、1日3食、バランスよくなんでも食べること。これははっきりしました。ただし、あとで詳しく触れますが、肥満体の百寿者にはお目にかかりません。腹7～8分目を心がけましょう。

参考まで、私がテレビ番組と共同で行った、元気な100歳の方、100人調査の食の特徴は次の通りでした。

・朝食…ごはん派　71人　パン派　29人
・3食必ず食べる　94人
・家族と食べている　94人
・お酒を飲む　23人

１２０歳まで生きたヒケツとは

１２０歳まで生きた泉重千代さんの長寿の秘訣のひとつは、おなかいっぱい食べないで「腹７分目、８分目」を守ることでした。

いつも腹７分目ぐらいを心がけると、いつまでも若々しく元気でいられる。これは、人間に最も近い霊長類、アカゲザル合計76匹を20年にわたって観察した実験でも、目に見える結果が出ています。

実験を行ったのはアメリカのウィスコンシン大学らの研究グループ。

アカゲザルの平均寿命は飼育ザルで27年ぐらい。20年は人間でいえば、60年以上にあたります。

１９８９年に研究が開始されたときに30匹、５年後に46匹が加わったアカゲザルたちは当初７～14歳と、人間でいえばおよそ20～40代でした。普通のエサを与えた群と、カロリーを70％に制限した群に分けて観察しました。

定期的に身体組成を測定し、血液検査や内分泌機能の検査を行い、心臓や脳の機能も測定しました。サルが死ぬと、解剖を行って死因を特定しました。開始から20年後に生きていたのは33匹で、全員が27歳以上と、平均寿命を超えていました。人間なら80歳前後ですね。

普通のエサ群で生存していたのは約半数で、その4割弱の14匹が、がんや糖尿病、心疾患、脳萎縮など加齢と関連の深い病気で死んでいました。

一方、**カロリー制限した群は8割が生存していて、死んだサルの中で加齢と関連の深い病気が原因だったのは、わずか5匹でした。**

外見にも、あっと驚く差がついていました。

普通のエサを食べて生き残ったサルは、表情も眼もどんよりして力がなく、抜け毛も多く、筋肉も尾もたれさがって、「すっかり老けこんでいる」感じでした。

一方、**カロリー制限ザルは、平均寿命を超えているとは思えないほど表情がキリリ**

と若々しく、眼光も強く、毛並みもつややか。尾もピンとして、「現役」のパワーが全身にみなぎっていました。

長寿遺伝子のひとつ、Sir2（サーツー）遺伝子は酵母菌から発見されました。この遺伝子は、エサが十分にあって、温かい環境でぬくぬくと育った酵母菌では活性が見られません。

逆に、**エサが乏しくて寒い環境では活性が認められます。**

人間でいえば、食べすぎてぶくぶく太っている人では、この遺伝子は活発に働きません。

栄養のバランスのとれた腹7分目の食事で、健康寿命をぐんぐん延ばしましょう。

習慣 6

温めた**牛乳**を飲む

牛乳を飲む人はボケない

牛乳は牛の赤ちゃんを育てるお乳だから、人間の体には合わない、特に大人には必要ない、という説をよく耳にします。しかし牛乳は、良質のたんぱく質と乳脂肪、皮膚や髪の細胞を再生させるのに不可欠なビタミンB_2、骨を作るカルシウムをバランスよく含む、パーフェクトに近い栄養食品。

これほど信頼のおける健康長寿ドリンクは、ほかにちょっと見つかりません。

論より証拠で、私が所属していた東京都老人総合研究所の、秋田県の高齢者調査でも**「乳製品を習慣的にとる人は、とらない人に比べて寝たきりなどの介護状態になりにくい」**という結果が出ています。

前述の「長寿大国ニッポンにおける百寿者のくらし」1907人調査でも、9割近くが**「牛乳や乳製品をよくとっている」**と答えています。

長寿者は、あの人もこの人も牛乳を

110歳を超えたスーパー長寿者も、牛乳が大好きです。113歳まで生きた宮崎県の田鍋友時さんは、毎日午後3時に、体温ぐらいに温めた牛乳を飲むのが日課で、最晩年までかくしゃくとして、新聞のすみずみまで目を通していました。

2014年5月現在の男性世界最長寿者記録は、京都府の享年116歳、木村次郎右衛門さん。ギネスブック認定時のインタビューに**「朝はヨーグルトやさつまいも、梅干しなどを食べ、夜は牛乳を毎日飲んでいる」**と答えています。

木村さんは新聞2紙を読むのが一番の楽しみ。112歳のときには取材に答えて、1936年当時のエピソードを詳しく語ったほど、記憶力も会話力も明晰《めいせき》でした。

また100歳を超えても日本とイタリアを往復してオペラを歌い続け、105歳の長寿を全うした声楽家、中川牧三さんの活力のもとも「毎朝飲む1ℓの牛乳」でした。

女性では、加藤シズエさん。戦後初の衆議院総選挙で女性として初の当選を果たして以来、果敢に女性問題に取り組み、104歳の長寿を全うしたエネルギーの源に**「うがいと、1日に3合（約540㎖）の牛乳を飲む」**という習慣がありました。

もうひとりの女傑は、有馬秀子さん。銀座でバー「ギルビーA」を50年経営し、101歳で亡くなる直前まで、自らママとして、遠藤周作などをはじめとする作家、政治家、大企業の経営者などあまたの名士たちをもてなしました。その有馬さんも生前**「健康法は、毎朝、牛乳を2本飲むこと」**と語っています。

アフリカ・ケニアのマサイ族は牛乳を主食としていて、1日3〜10ℓも飲みます。乳脂肪を毎日そこまで大量にとったら、栄養学の常識から考えれば、血中脂質の上昇や肥満につながりそうです。しかし、マサイ族は、肥満度（BMI）、血圧、コレステロールなどの値が非常に良好で、世界基準と照らしても申し分ない健康状態というデータが出ています。

彼らは牛乳をひょうたんに入れて持ち歩き、多くは発酵乳、つまり「飲むヨーグルト」状態になったものを飲んでいるようです。マサイ民族が飲む発酵乳からは、乳製品には非常にめずらしい植物性乳酸菌やポリフェノール類が検出されています。

乳酸菌の研究は近年、世界中で大変活発に行われていて、免疫力の活性作用、抗がん作用、アレルギーを抑制する作用などの医学的な実証結果が、続々と報告されています。牛乳を飲むとおなかがゴロゴロする人も、ヨーグルトや乳酸菌飲料なら大丈夫ですね。

また、チーズは、「白い肉」と呼ばれるほどたんぱく質が多く、脂質やカルシウムやビタミンもバランスよく含まれていて、牛乳より栄養を吸収しやすい食品。**20gのプロセスチーズで牛乳100㎖分のカルシウムがとれる**ので、食の細い方にもぴったりです。

なかなか寝つけない夜は、**「眠れないときは温かい牛乳を」**という古来の教えを試してみてください。

温かい牛乳は胃に負担をかけず、体を内側からおだやかに温めてくれます。人は体温が下がるときに眠くなるので、少し体を温めるとその熱が引くときにスーッと眠りに入っていけます。

さらに、牛乳に含まれるトリプトファンというアミノ酸は、心を落ち着ける脳内物質セロトニンを作り、続いてメラトニンという睡眠ホルモンの分泌をうながします。またカルシウムの力でイライラもおさまって、心地よい眠りをもたらしてくれます。

冷たい牛乳、温かい牛乳、ヨーグルト、乳酸菌飲料、チーズ、その他の乳製品……、いろいろな形で取り入れましょう。

習慣 7

毎日、**チョコレート**を食べる！
脂肪が気になる人は**ココア**に

フランス人の長生きのワケは、赤ワインだけじゃなかった！

ヨーロッパに出張すると、ステーキなどの高カロリー、高脂肪の食事が続いて、つい太ってしまい、帰国してから体重をもとにもどすのに、３週間ぐらいかかります。なかでもフランス料理は、肉、バター、チーズなど、動物性脂肪がたっぷりで、魚料理にまで濃厚なソースがからめてあります。デザートも、生クリームなどをふんだんに使ったこってり系。

平均的なフランス人は１日１００ｇもの動物性脂肪を消費し、とりわけバターはアメリカ人の４倍も食べている、というデータもあります。

医学の常識から考えれば、フランス人の多くは動脈硬化からくる心臓病や脳梗塞などの病気にかかり、平気寿命も非常に短いはずです。

ところが、**心臓病など動脈硬化に由来するフランス人の死亡率は、ヨーロッパ諸国の中で最も少なく、アメリカやイギリスの３分の１程度です**。平均寿命も世界６位で、

国別平均寿命

順位	国名	総合	男	女
1位	日本	82.7	79.0	86.2
2位	香港	82.2	79.4	85.1
3位	スイス	81.8	79.3	84.1
4位	アイスランド	81.8	80.2	83.3
5位	オーストラリア	81.5	79.1	83.8
6位	フランス	81.2	77.6	84.7
7位	イタリア	81.2	78.1	84.1
8位	スウェーデン	80.9	78.7	83.0
9位	スペイン	80.9	77.6	84.1
10位	イスラエル	80.7	78.6	82.8

※国連の世界の人口推計2008年版を基に算出

平均的なフランス人は1日100gもの動物性脂肪を消費しているので、平均寿命が短いと思われがちだが、平均寿命は世界6位。トップの日本人と1歳台しか変わらない。

トップの日本人と1歳台しか変わりません。

フレンチパラドックス（フランスの矛盾）と名づけられた不思議の秘密は、赤ワインのポリフェノール説が有名ですが、フランス人のもうひとつの大好物、チョコレートも見逃せません。

120歳の女性2人が愛したチョコレート

史上最長寿の122歳まで生きたフランス人女性、ジャンヌ・カルマンさんは、112歳のときに出演したテレビ番組で「だれかチョコレートを1トンくれないかしら」とジョークを言ったほどのチョコレート好きでした。願いは口に出してみるもので、そのときの共演者から本当に1トン贈られて夢がかないました。それから亡くなるまでの10年間、カルマンさんはチョコレートを1週間に2ポンド（約900g）ずつ食べ続けたと記録されています。

120歳目前まで生きた、アメリカのペンシルバニア州のサラ・クナウスさんの長寿の秘訣はユニークで**「嫌いな野菜を、無理に食べないこと」**。そのクナウスさんも生前に「チョコレートが大好物」と語っていました。

実はカカオ豆から作られるチョコレートには、赤ワインに負けないほど、ポリフェノールが多量に含まれています。**赤ワイン１４０㎖分のポリフェノールを、40gの板チョコレートでとれるほど**。

ポリフェノールは植物に自然に備わった成分で、光合成によってできた濃い色素や、苦味成分の総称。チョコレートのカカオポリフェノールには、活性酸素の害を抑える、強い力が認められています。

活性酸素は、体内に取り込まれた酸素が悪玉酸素に変化したもの。かなりの暴れん坊で、体内の細胞を次々と酸化させて、ちょうど鉄を赤くサビつかせるように傷つけ、体に悪影響を及ぼします。

細胞の酸化が関係すると考えられる病気は、がん、シミやシワをはじめとする老化現象、さまざまな炎症、胃潰瘍、アレルギー疾患、パーキンソン病、アルツハイマー病、痛風、リウマチなど大変多いんです。

カカオポリフェノールは、その酸化の害を抑えるだけでなく、血中の悪玉コレステロールを減らす作用も認められています。

さらにカカオ豆には、カルシウム、マグネシウム、鉄、亜鉛などのミネラル類が多彩に含まれ、食物繊維も豊富。カカオ豆の50〜60％を占めるカカオバターは、コレステロール値を上げにくい油脂です。

カカオ分70％以上のダークチョコレートを、1日の総摂取カロリーを増やさずに毎日100gとると、15日間で血圧、空腹時血糖値、血中インスリン濃度がすべて下がり、体重やコレステロール値は変わらない……つまり**「ダークチョコレートは高血圧・糖尿病を改善する」**ことが、世界各国で実証されています。

チョコレートを食べると心がときめく！

カルマンさんとクナウスさんが生涯、チョコレートに魅せられた理由は「ときめき作用」にもありそうです。

アメリカのニューヨーク州立精神医学研究所は**「チョコレートには、人間の脳にあるのと同じ化学物質、フェニルエチルアラミン（ＰＥＡ）が含まれ、恋愛感情の起伏に直接関連している」**と発表しています。

ＰＥＡは人が夢中になってときめいているときに脳内で盛んに作られ、落ちこんだり失恋すると作られなくなる物質。

チョコレートを食べると、恋をしているときのようにうっとり、ワクワクするというわけです。

また、**チョコレートに含まれるテオブロミンには、緊張をほぐすリラックス作用があります。**

チョコレートは大昔から「神々の食べ物」「不老不死の秘薬」、中世ヨーロッパでは「媚薬」として珍重されてきました。古代アステカの王たちは、女性を愛するときに液体のホットチョコレートを飲み、気持ちを高めていたそうです。スペイン王カルロスＩ世には１５００年代に、「勇壮果敢な兵士を作り、カップ１杯飲めば１日食物をとらずにすむ飲み物」としてホットチョコレートが紹介されています。

世界一のチョコレート好きはスイス人で、1年間に国民1人当たりおよそ10kg、板チョコレート（1枚50g）換算で200枚も食べています。日本人のおよそ6倍です。さらにスイスはワインとチーズの消費量も世界で5本の指に入ります。フランスとよく似たグルメ国です。

それでいて世界第3位の長寿国。

チョコレートは長寿の良薬、と言ってよさそうです。

チョコレートのカロリーが気になる方は「脂肪を除いたチョコレート」、ココアをどうぞ。

「大東カカオ」を創業した竹内政治さんは、ココアの効用を広くPRしながら自身も毎日欠かさず飲み続けて、1995年に、元気に100歳を迎えました。タイムリーなことに、その百寿の年に、日本に空前のココアブームが到来。その後も現役で活躍し、104歳まで長生きしました。

習慣　8

赤ワインを飲む。
ただし、１日２杯まで！

長寿遺伝子をオンにする赤ワイン

前述の122歳まで生きたフランス人女性、カルマンさんは、100歳を過ぎてからも毎日、ポートワイン（ブランデーを加えて発酵を止めた、酒精強化ワイン）を飲んでいました。

赤ワインの長寿作用についての実験も、世界の各国で数えきれないほど行われています。

アメリカのハーバード大学のマウスを使った実験では、赤ワインに含まれるポリフェノールの一種、**レスベラトロールに、長寿遺伝子に働きかけ、細胞の寿命を延ばして老化のスピードをゆっくりにする力がある**、という可能性が示されています。

長寿遺伝子は、遺伝子を活性酸素や紫外線による傷から守る酵素を、常に作り出しています。この酵素は、カロリー制限をすると活動を開始することがわかっています。

同大学の研究では、レスベラトロールを投与したマウスに高脂肪食を与えてもメタボリックシンドロームを発症せず、カロリー制限効果も認められました。ただし、人間なら1日にグラス数百杯ものワインに相当する投与量だったので、さらなる研究が待たれます。

名古屋市立大学の実験では、赤ワインのレスベラトロールをとったマウスは脳の海馬でインスリン様増殖因子が増え、認知機能が高まりました。

赤ワインを3週間飲ませたマウスと、飲ませていないマウスを同時に水迷路に入れて泳がせ、5日間連続で測定したところ、赤ワインを飲み続けたマウスのほうが、ゴールまでの最短ルートを早く覚えたそうです。

レスベラトロールは赤ブドウ、ラッカセイなどの「皮」に豊富に含まれているので、**「ボケ封じ」には、ラッカセイの実、ピーナツを茶色い薄皮ごと食べるのが正解です。**

寿命が延びる酒量は「1週間に14杯まで」

「酒は百薬の長」ということわざには、一理あります。公式記録史上、人類最長寿のジャンヌ・カルマンさんは生涯ポートワインを楽しみました。男性の世界最長寿者、泉重千代さんは120歳のとき、「くろちゅう（黒糖焼酎）で晩酌することが、なによりの楽しみ」だと語っていました。

ただし、2人ともガブ飲みしていたわけではありません。泉さんの飲み方は**「薄めた黒糖焼酎を毎晩2合、ゆっくりと」**。アルコール度数30度の焼酎7勺（約130㎖）に水を加えて約3倍の2合（約360㎖）にして、お燗《かん》して、ちびりちびりと楽しんでいたそうです。

カルマンさんのポートワインも、伝記によれば**「グラスに少量」**。

お酒を全く飲まないよりは、少々たしなんだほうが体にいいことが、さまざまな調査や実験からわかっています。もちろん、飲みすぎは体に毒。

イギリスの10年がかりの調査では、「お酒を楽しみながら寿命を延ばせる量は、1週間に14杯まで」という、わかりやすい目安が示されました。

①喫煙しない。
②アルコールの摂取は1週間に14杯以下にする。
③果物や野菜を毎日、こぶし大で5つ分ほど食べる。
④1日30分ほど軽い運動をする。

「この4つの習慣をすべて持つ人は、全く持っていない人と比べて、約14年長く生きられる」と報告されています。

調査はケンブリッジ大学の研究チームが1993〜1997年にかけて、イングランド南東部のノーフォークに住む45〜79歳の男女2万人の協力を得て行い、2006年までの死亡率などを分析しました。

調査開始時にがんと心臓病を発症していなかった人たちが対象で、先ほどの4つの習慣をそれぞれ1ポイントと計算し、その合計と、2006年の健康状態の関係を調べました。

結果は、4ポイントそろっている人は、ゼロの人と比べて死亡率が4分の1で、被験者の年齢などと照らし合わせると「寿命14年分」に相当したそうです。

ちなみに「1週間14杯以下のアルコール摂取」の目安は、ビールで言えば1日に中瓶1本、日本酒なら1合、ワインならグラス2杯。

決して飲みすぎないこと。アルコールと薬を一緒に飲むと極端な反応が出るので、一緒に飲まないこと。この点に気をつけて、1週間14杯までのお酒で、元気寿命を延ばしてください。

一方、お酒を飲まない百寿者も、たくさんいます。私がかかわった100歳100人調査で「お酒を飲む」と答えたのは23人でした。元気な百寿者1907人調査でも同様で、飲む人も日本酒で1日1合未満が93%。

113歳までかくしゃくとして生きた宮崎県の田鍋友時さんも生前、「牛乳を毎日飲み、酒を飲まないことが長寿の秘訣」と語っていました。

体の声によく耳をすませて、お酒とのつきあい方を決めましょう。

習慣 9

肉と魚の比率を1対1にする

「アルブミン」を増やしなさい

せめて1日1回は家族や友人と、最低30分ぐらいかけて、楽しくごはんを食べる。

これは、さまざまな調査から浮かび上がった、とても大事な「100歳まで元気に生きる秘訣」です。

「健康・体力づくり事業財団」による、100歳を超えた2851人への「中年以降の食事の心がけ」調査でも、回答の多い順は次の通りです。

①1日3回きちんと食べた。
②腹8分目を心がけた。
③家族そろって食べた。
④緑黄色野菜を食べた。

いろいろなおかずが並ぶ、会話のある食卓が浮かびます。

私たちが、東京都板橋区の3000人の血液を調べた結果では、女性の4%、男性では実に9%が、低栄養状態でした。

医学的には、血液中のたんぱく質の約60%を占めるアルブミン値が少ない人を「低栄養状態」と呼びます。アルブミンは細胞の働きを助ける、とても重要な成分です。アルブミン値が少ないのは問題です。

赤血球の材料が少なくなる→貧血
血管を作る材料が少なくなる→脳出血
免疫細胞を作る材料が少なくなる→肺炎、結核、インフルエンザ
筋肉を作る材料が少なくなる→転倒〜骨折

全身が衰えて、病気のデパートになってしまいます。アルブミンの供給源は主に、食物に含まれるたんぱく質。気をつけないと、年をとるにつれて食事量が減り、肉や

魚などをあまりとらず、あっさりした「粗食」がメインになって、アルブミン値が下がりやすくなります。

逆に、食生活に気をつけるとみるみる改善します。人間総合科学大学の調査では、秋田県南外村（現・大仙市）に住む65歳以上の高齢者1000人を対象に**「肉と魚の比率を1対1にしてよく食べる」「油脂類を不足しないようにとる」などの栄養指導を試みたら、平均4・1gだったアルブミン値が、約4・3gまで改善しました。**

ただし、高齢者でアルブミン値が3g前半まで下がると、栄養改善ではアルブミン値が上がらなくなってしまうので注意が必要です。

孤立しないよう気をつけて！

東京都板橋区の男性住民の1割近くが栄養不足になっている大きな理由は「孤食」でした。東京都ではすでに、単身世帯が半分以上を占めています。

年齢を問わず、ひとり暮らしの男性によく見られるのは、コンビニ弁当と缶ビールを買って帰り、プロ野球などのスポーツ番組を見ながら食べるパターン。栄養がかたよっている上、画面に気をとられてよく噛まずに飲みこむので、消化が悪い。特にひいきのチームや選手が負けると、イライラしてビールで流しこむような食べ方になり、消化酵素もちゃんと分泌されません。

外食も立ち食いソバなどを「すすりこむ」ことが多く、これでは体を壊さないほうが不思議です。

栄養はとにかく大事です。年を重ねるにつれて、とりわけたんぱく質の補給を心がけてください。

牛乳、チーズ、卵、納豆、魚の缶詰など、日持ちして手軽に食べられるものを台所に常備して、まめにとりましょう。食欲がないときは、おかずを先に食べてごはんの量を減らすようにします。

牛乳は1日200㎖以上飲んでください。

そして、**身近な人とごはんを食べる機会を、意識してたくさん作ることです。**シングル同士で声をかけあったり、趣味やボランティア活動をひろげて、なんとかして「めし仲間」を増やしていきましょう。

104歳まで現役アスリートとして活躍し、惜しくも東日本大震災に命を奪われた下川原孝さんは生前、**「食事は、なにを食べるかより、ひとりで食べないことが大切。老人がひとり暮らしになって、孤独のうちはまだいいが、孤立して、人に会うのが嫌になったら一発で逝ってしまう」**と語っていました。

命がけで、孤食を遠ざけましょう。

習慣 10

毎朝、納豆とはちみつを食べる

血糖値の上昇はゆ～っくりと

日本舞踊の師匠、板橋光《みつ》さんは、104歳になっても、背筋をシャンと伸ばして、週2日はお弟子さんに稽古をつけていました。プロスキーヤーの三浦敬三さんは、101歳で他界する直前まで、足腰のトレーニングを毎日欠かさず、年間150日も世界の山々を滑降していました。

板橋さんが102歳、三浦さんが100歳のときに、テレビ番組で、2人の1日の暮らしぶりを追いかけたことがあります。私は遺伝子や体の老化の面から、2人の長寿の理由を探りました。

まず朝食が大変興味深かったですね。板橋さんは、ゴマみそとはちみつを塗ったトースト。三浦さんは納豆が朝食の定番でした。結論から言うと、**共通点は「血糖値を急に上げない朝食」**。

そして2人には糖尿病が見られませんでした。

糖尿病は、日本人の5人に1人がかかる、血糖値（血液中のブドウ糖濃度）が異常に高まる病気です。しかし、**百寿者にはあまり見られません**。

これは、糖尿病の原因になるすい臓のβ細胞が、それ以外の細胞より老化しやすいせいと考えられます。

すい臓から分泌されるホルモン、インスリンは、体内で唯一、血糖値を下げることができる物質です。食事によって血液中にとり込まれた糖を、インスリンが筋肉にとり込み、エネルギーに変えてくれます。

ところが、すい臓が老化してインスリンをきちんと作り出せなくなると、糖をうまくエネルギーに変えることができなくなり、糖尿病や動脈硬化などのリスクが高まります。

年とともにインスリンの働きが衰えるのを補うため、普通はすい臓ががんばって分泌量を増やそうとします。ところが、板橋さんと三浦さんのお2人は、高齢にもかかわらず、インスリンが効率よく働き、すい臓に負担がかかっていないことがうかがえました。

板橋さんが朝食にとっていたはちみつの糖質成分「パラチノース」には、血糖値を安定させる効果が認められています。ゴマみそのミネラル成分も、インスリンの働きを助けます。

また三浦さんが毎朝食べていた納豆などの「ぬめり」のある食品は、ネバネバ成分が糖を包んで吸収のスピードをゆっくりにします。オクラ、メカブ、ヤマイモ、ワカメなども効果は同じです。

夜の間、長く空腹状態だったところに糖分の多いものを詰めこむと、血糖値が急に上がって、糖を分解するインスリンが大量に分泌されます。これはすい臓の大きな負担になります。

お2人の元気な百寿者の朝ごはんの共通点は、「すい臓にやさしい」ということだったんです。

長年の暴飲暴食やヘビースモーキングも、すい臓の老化を早めて、インスリンが適切に作られなくなります。

アンチエイジングのためにも、元気で長寿を謳歌するためにも、糖尿病の予防のためにも、「血糖値を急に上げないように気をつけ、すい臓を老化させない」ことが、とても大切です。

「食べる順番」が大切！

三浦さんは、90代後半になってから、毎日のごはんを白米から発芽玄米に切り替えました。玄米ごはんや雑穀ごはん、全粒粉のパンは、白米や白パンより血糖値の上昇がゆるやかです。

元気な百寿者たちがよく食べている「具だくさんのみそ汁」も、すい臓を元気にします。みそに含まれるたんぱく質の一種、トリプシン・インヒビターが血糖値の改善に働き、具の食物繊維が糖の吸収スピードをゆるやかにするからです。


血糖値が高い人の食べ方のコツは「糖分の低い順に食べる」こと。まず野菜、次に

肉や魚などのたんぱく質、最後にごはんやパン。この順番が正解です。同じカレーライスでも、最初にキャベツのせん切りやサラダを食べると、血糖値の上昇を抑えられるというデータが出ています。

和食ならみそ汁やおひたし、洋食ならサラダや野菜のソテーから食べるようにしてみてください。

習慣 11

1日2回、黒ゴマドリンクを飲む

100歳を開け、ゴマ！

お坊さんはなぜ長寿なのか、がよく話題になります。精進料理に欠かせないゴマにも、秘密がありそうです。

たとえば**曹洞《そうとう》宗大本山・永平寺の朝食は、玄米がゆ、たくあん、黒ゴマをすったゴマ塩たっぷり**。開山から760年続く習慣です。**永平寺のゴマ豆腐も有名ですね**。

永平寺の第78世貫首、宮崎奕保《えきほ》禅師は、100歳になっても全国を行脚し、テレビ番組にもよく出演しました。105歳で「座禅を続け、さらに精進してまいりたい」と決意を述べ、現役で106歳の大往生を遂げました。

100歳を超えてもお元気そのものだった、板橋光さんと三浦敬三さんが毎日たっぷりとっていた食品もゴマでした。板橋さんは朝食にゴマみそをとり、三浦さんは1日2回、黒ゴマ入り特製ドリンクを飲んでいました。

ゴマは何千年も前から、日本だけでなく世界中で「不老長寿をかなえる神秘的な食品」とあがめられ、「開け、ゴマ！」で有名な『アラビアンナイト』には「魔法の霊験に通じる神秘なゴマ」という表現もあります。

現代の栄養学では、ゴマには多彩なポリフェノールが含まれ、なかでも英語名「セサミ」の語源になっているセサミンに強い抗酸化作用があって、肝機能の向上や脂肪酸の分解、老廃物の回収などに働くことがわかっています。豊富なビタミンEも、抗酸化作用をパワーアップします。

板橋さんも三浦さんも、**すりゴマにしてとっていたのはさすがです**。硬い殻が破られてまさに「開け、ゴマ！」。**セサミンやビタミンEなどを吸収しやすくなり、食物繊維効果も高まります**。

三浦さんの黒ゴマ入り特製ドリンクをご紹介します。

●材料

・牛乳……コップ1杯
・黒ゴマをミキサーで粉末にしたもの……小さじ4杯
・きなこ（大豆の粉）……小さじ4杯
・テンサイ糖（サトウダイコン由来の、ミネラル豊富な砂糖）……小さじ1杯
・酢卵（注）……大さじ3杯
・プレーンヨーグルト……大さじ1杯
・赤ワイン……おちょこ1杯

（注）酢卵の作り方。卵2個をきれいに洗い、殻ごと密封容器に入れて、ひたひたに醸造酢を注ぎ、ふたをして4～5日おく。殻は溶けているのでよくかき混ぜて、薄皮だけを除く。

以上の材料を全部ミキサーにかけてよく混ぜるのが、三浦さん流。1日2回、朝夕の食後に飲むのが日課でした。

「開け、100歳!」の心意気で!

三浦さんは100歳のときにこう語っていました。

「私の髪は、さすがに黒々というわけにはいきませんが、半白の状態を保っています。鏡を見て、まだ髪の毛に黒いものが残っているのを見ると、それだけでも気分がいいものです。特製ドリンクに入れている黒ゴマのおかげだと思っています。それから最近、赤ワインをちょっと加えています。ポリフェノールが体にいいことはわかっていたんですが、アルコールは苦手で、そのままは飲めないので特製ドリンクに加えてみたら、とてもおいしくて、なんだか元気が出るんですよ」

そのとき私が測定した三浦さんの歩行能力は80代。骨の強さ(骨密度)は60代。太ももの筋力は70代でした。

年間150日のスキーと毎日のトレーニング。さらに、自分で納得いくまで調べて

「体にいい」と確信した食べ物を毎日欠かさずとり続け、１００歳になってからも、新たに赤ワインを取り入れる探求心。

「ゴマのおかげ」と感謝しながら、三浦さんはほかにも実に前向きに、日々工夫を重ねていました。「開け、１００歳！」の心意気が大切ですね。

習慣 12

青、白、赤、ピンク。**魚**はなんでも食べる!

１００歳姉妹、きんさんぎんさんの大好物とは

国民的アイドルだった１００歳姉妹、きんさんぎんさん。**好物は、きんさん**（１０７歳で他界）**がマグロなどの赤身魚とウナギ、ぎんさん**（１０８歳で他界）**はヒラメやカレイなどの白身魚でした。**食事日誌を拝見すると、きんさんはマグロの刺身をほぼ毎日食べていました。

元気な百寿者１９０７人調査でも、「好物」のトップ５のうち３つを**「魚」「刺身」「寿司」**と、魚系が占めていました。

サバやイワシなどの青背の魚、タイやヒラメなどの白身魚、カツオやマグロなどの赤身魚。

身はサーモンピンクで分類上は白身魚のサケやマス。それにウナギやアナゴ、タコやイカやエビ、カニ、貝……。

私たち日本人の口に入る魚介類は、本当に多彩ですね。体温の高い牛や豚の脂は、

ラーメンの汁が冷えると白く固まるのを見てもわかるように、人間の体内で血液をドロドロにしやすい性質を持っています。

一方、冷たい水中に住む生物の脂は、人間の体内で固まらないサラサラの脂です。医学的に言うと、**ＥＰＡ、ＤＨＡなどの「多価不飽和脂肪酸」が多く、高脂血症や動脈硬化の予防に働きます**。魚介類は良質のたんぱく質、ビタミン、ミネラルを豊富に含む栄養食でもあります。

北極圏の先住民、イヌイットの人々の主食は海生哺乳類アザラシで、ほかにクジラやサケなどもよく食べ、野菜や果物はほとんど口にしません。総摂取カロリーに占める脂質は40％にものぼり、適正値の上限25％を大きく上回っているのに、心筋梗塞や脳梗塞がほとんど見られません。

牛肉、豚肉をよく食べるデンマーク人との比較調査では、イヌイットで急性心筋梗塞にかかる人は、デンマーク人の10分の1でした。

アザラシは海中にすんでいるから、サラサラ脂なんですね。

元気な百寿者のお手本、日野原重明さんは魚を毎日食べています。ある日の夕ごはんのメニューにも、カニ玉、生サケの南蛮漬け、アサリのすまし汁と、いろいろな海の幸がありました。

三浦敬三さんは、サンマなどの魚を圧力なべで大量に炊いて真空パックし、「カルシウム補給」と言って毎日少しずつ、骨まで食べていました。煮干しもミキサーで粉にして、ダシなどに使っていました。

ボケを防ぐ魚とは

魚はみんな長寿食ですが、**イワシ、サバ、サンマなどは特に脳の守り神です**。人間の脳細胞にも含まれる不飽和脂肪酸、ＤＨＡが、青魚にはたっぷり含まれているからです。

ＤＨＡは記憶力を改善し、アルツハイマー病へ進行する脳の変化をけん制する、というデータや、小笠原諸島の漁村の子どもが魚の頭をよく食べていたころ、ＩＱが高かったという報告もあります。

DHAは、魚の眼の周りに最も豊富です。

DHAは熱に弱いので、**脳の活力にしたいなら、魚は刺身で食べるのが一番です。**元気な百寿者たちは、刺身が大好物という調査結果が出ています。さすがに脳にいい食べ物、食べ方をよく知っています。

体をサビつかせないサケパワー

また**サケは、老化予防パワーの最も大きい魚のひとつ。**EPA、DHA、ビタミン群が多彩に含まれ、身のサーモンピンクの色素アスタキサンチンには、赤ワインのポリフェノールやトマトのリコピンを超える、「史上最強」と言われる抗酸化作用が認められています。

エビの身と殻もアスタキサンチンの宝庫なので、アミエビや桜エビなど、殻ごと食べられる小さいエビも含めておすすめです。エビが縁起ものとされる理由はいろいろありますが、昔の人は栄養面のアンチエイジングパワーを感じとっていたのかもしれませんね。

習慣 13

ブロッコリーとトマトを食べまくる

老化をとめる遺伝子がある!?

世界のアンチエイジング医学界で、今最も注目され、同分野で最もノーベル賞に近いと言われているのが、アメリカのマサチューセッツ工科大学の、レオナルド・ガレンテ教授。

人間や動物の体には、老化やがん化をつかさどり、寿命を左右する遺伝子がきっとある。なんとかして見つけ出したい……。世界中の研究者たちの長年の夢の扉を、ついに開いたのがガレンテ教授です。

酵母菌の寿命にかかわる**長寿遺伝子のひとつ、Sir2（サーツー）遺伝子**を8年がかりで発見し、線虫やマウス、そして人体にも同様の遺伝子があることを突きとめたのです。

「サーツー遺伝子をコントロールできる薬が開発されたら、老化を食いとめ、がんなどの病気にかからないようにできる可能性がある。将来は120歳の高齢者が50歳並みの体力で動くことも夢ではない」と語っています。そのガレンテ教授にインタビューする機会を得て、研究室をたずねました。ちょうどランチタイムで、山盛りのブロッコリーとトマトのサラダをムシャムシャ食べていました。

カロリー制限によってサーツー遺伝子が活性化することがわかっていますが、ガレンテ教授によれば「私自身は、極端なカロリー制限はしていません。運動は、ランニングやウエイトトレーニングを中心に行っています。**大事なのは、バランスです**。栄養のバランス。食事と運動のバランス。そしてストレスとのバランスをとることです」。

そして健康に長生きする食生活のアドバイスは「**食べすぎないことと、抗酸化成分の多い食材を積極的にとること**。**緑黄色野菜や果物、魚やナッツ類などには、こうした成分が豊富に含まれています**」。

ガレンテ教授がよく食べるというブロッコリーとトマトは確かに、「野菜の王様」と言えるほど抗酸化力がパワフルです。

ブロッコリーには、２００種類以上ものファイトケミカル（ポリフェノール類など、病気の予防に働く機能性成分）が含まれています。発がん性物質を解毒するイソチオシアネート。血管を丈夫にするケルセチン。胃潰瘍を防ぐビタミンU。インスリンの働きを助けるクロム。そして食物繊維も豊富です。**小房に分けて、２～３分ゆでると食べごろです。茎にもビタミンCや食物繊維が多いので、皮をむいて、小房と一緒にゆでて食べましょう。**

トマトには塩分を排泄するカリウムが多く、香り成分のピラジンが血液をサラサラにします。このピラジンは、パセリ、ニラ、タマネギ、セロリ、ホウレンソウにも含まれています。

トマトの栄養効果は加熱・濃縮でより高まるので、焼きトマト、水煮缶詰、トマトソースなども上手に使いたいですね。

日本人の20～60代の男女１０００人への「好きな野菜」アンケート（複数回答）では、４割以上が「トマト」と答えてトップでした。よく食べて、元気な１００歳を目指しましょう。

習慣 14

毎日コーヒーを飲む

健康寿命を延ばす深い味わい

「コーヒーを飲んでいるとお通じがいいんです。体に合っているんでしょうね。20代から続けている私の健康法です」

100歳を迎えて背筋がシャンと伸び、肌にも声にもハリがあって、元気そのものだという、和歌山県白浜町在住の、前島まさ子さん。

「喫茶店でコーヒーを飲むのが日課」と、地元紙に紹介されました。もう30年来、自宅から歩いて数分の喫茶店に毎日出かけ、コーヒーを飲みながら新聞に目を通し、顔見知り客とおしゃべりして1時間前後、ゆっくり過ごしているそうです。

2012年の日本女性の平均寿命は86・41歳で世界一です。その健康寿命をさらに延ばしそうな力が、コーヒーにあります。

もともと「胃薬」「頭痛薬」「心臓の薬」として世界にひろまったコーヒー。近年、コーヒーのかぐわしい香り成分、**コーヒーポリフェノール（クロロゲン酸）の量が赤**

ワインのポリフェノールに匹敵し、女性の寿命を延ばす、という研究結果が報告されています。

1日5杯以上で肝臓がんが減る

1990年から宮城県で10年がかりで行われた、コーヒーと死亡リスクの調査には、40〜64歳の4万人弱の男女が協力しました。がん、心筋梗塞、脳卒中の病歴のある人は、最初に除かれました。

10年間追跡する間に亡くなったのは、2454人。

そのデータによると、**女性の総死亡リスクは、コーヒーを時々飲む人に比べて、1日3杯以上飲む人は半分以下でした**。

男性の場合は、理由はまだわかっていないのですが、コーヒーを飲んでも飲まなくても、総死亡リスクは特に変わらないという結果でした。

肝臓がんを予防するコーヒーの効果は、男女を問わず認められています。東北大学らのグループは、男女約6万1000人を7〜9年間追跡調査して、「コーヒーを1

日1杯以上飲む人が肝臓がんになる危険性は、全く飲まない人の6割程度」と発表しています。

厚生労働省が行った、男女約9万人の10年間の追跡調査の結果は**「1日5杯以上コーヒーを飲む人は、ほとんど飲まない人に比べ、肝臓がんの発症率が4分の1」**。なにがんの発症を抑制するのかは研究途上ですが、クロロゲン酸の薬効が最も注目されています。


意外に知られていないのは、レギュラーコーヒーもインスタントコーヒーも含めて、原材料はコーヒー豆100%で、保存料や添加物フリーの自然食品だということ。またコーヒー豆には、マグネシウムやナイアシンなどのミネラルのほか、700種類もの微量成分が含まれています。

コーヒーの香りは情緒をつかさどる脳の血流を増やし、リラックスに導くので、免疫力も高まりそうです。ゆったりと楽しみましょう。

習慣 15

初めのひとくちを**30回噛む**

噛んで噛んでボケ封じ！

史上最長寿のジャンヌ・カルマンさんが120歳のときの映像を見ると、よくあごを動かして、ちゃんと咀嚼《そしゃく》して食べています。そして認知症の気配もなく、取材に冗談を交えて答えています。

あごを動かすと脳の血流が増し、筋肉の収縮によりAMPKという長寿遺伝子も活性化します。ちゃんと噛むことは、アンチエイジング体操。食事は1日3回ですから、この体操は大きいです。**よく噛む人と噛まない人では、10年、20年後の認知機能に、大きな差がつきます**。

もちろん自分の歯で噛めたらベスト。しかしたとえ入れ歯であっても、噛み合わせがよければ問題ありません。

100歳を超えても年間150日スキーをしていた三浦敬三さん。80歳から総入れ歯でしたが、魚も鶏肉も圧力鍋で煮て、骨までしっかり食べていました。また「ひとくち60回」噛むことを習慣にしていました。

この三浦さんをはじめ、多くの元気な百寿者と出会って、私は「食べものを歯でしっかり噛んで食べられる間は、人は人間としての品位と尊厳を保てる」と思うようになりました。

脳の血液をサラサラにする！

2013年、107歳まで現役だった教育学者・昇地三郎さんは、生後半年で食中毒にかかるなど、とても体の弱い子どもでした。

わが子の体を心配した母親から**「ひとくち30回噛みなさい」**と言われると、素直に教えを守って、1日も欠かさず実践。「硬い肉なら40回噛み、うどんでも30回噛む」習慣を続けました。

ひ弱だった少年は、100年間よく噛み続けて、6年連続で世界一周講演旅行を実現するほどタフな百寿者に、変身を遂げました。

「高等師範学校時代は全寮制で、食事時間も決まっていました。全部をゆっくり噛んでいると落第しますから、量を減らして時間内に食べることにしました。普通の人の半分の食事量になりましたが、栄養のバランスがとれていれば、摂取量が少なめのほうが長生きするようですね」と昇地さん。

「習慣5」でご紹介した**「カロリー制限が長寿遺伝子をオンにする」**ことを、身をもって証明されています。

昇地さんの脳をMRIで分析したデータを見ると、記憶中枢をつかさどる海馬の神経線維がしっかりと根を張り、加齢による萎縮がほとんど見られません。

噛むときには、脳の前頭葉外側下部にある「咀嚼中枢」が活性化し、咀嚼筋がよく動きます。この筋肉には側頭筋も含まれるので、頭の両サイドから前頭部にかけての脳の血流が増えます。

同時に知覚や聴覚をつかさどる脳幹網様体が活性化して、脳の各部へパルス（電気信号）を伝達することで、脳全体の活力も増します。

1日3回、脳の血流が増すと、脳の血管の中のドロドロの液体も洗い流されるので、

脳梗塞も遠ざかります。

ダイエット効果＆シワ・シミ予防にも！

よく噛むと、だ液もよく出ます。だ液の中には免疫物質が多彩に含まれているので、がんや感染症にかかりにくくなります。もうひとつ、よく噛んでいるうちに満腹中枢が刺激されて、「食べすぎない」のもポイントです。

また、あごをよく動かすと、連動して足腰の筋力も強くなり、顔筋もストレッチされるのでシワ・シミまで予防できます。

忙しい人は、夕食のときだけ、初めのひとくちを30回噛むだけでも意味があります。いきなり食べ物が入ると胃はびっくりしますが、よく噛むと「食べ物がいくよ」という信号を送れるので、消化がスムーズになります。

前述したように、1日1回は家族や友人とおしゃべりしながら、よく噛んで食べられたら理想的ですが、ひとりでごはんを食べるときも**「噛む噛むボケ退治」**と唱えながら、ひとくち30回を目指しましょう。

　メジャーリーガーがよくガムを噛んでいるのは、噛むことでストレスホルモンの分泌が抑制され、集中力が高まるから、という説があります。

　キシリトール入りなど、虫歯の心配が少ないガムを、おやつ代わりに噛んでみるのもいいですね。

習慣 16

やせるも太るも 20代プラスマイナス 5kgまでに

カロリー制限でがんになる!?

前述のアカゲザルの実験などから、「カロリーを抑えるほど長生きできる」という早とちりも生まれています。

そうじゃないんです。

極端なカロリー制限は、暴飲暴食と同じぐらい危険です。

アメリカのカロリー制限協会の、ピーター・ボスさんという50歳の方の映像とデータに接したことがあります。

見た目はやせ細って「がりがり」。断熱効果をもたらす皮下脂肪がないので寒さがまさに骨身にしみるのか、夏でもカーディガンを手放せないと語っていました。**栄養不足だと免疫力も低下して、がんや感染症にもかかりやすくなります。**

さらに深刻な問題は、ピーターさんの骨がスカスカだったこと。骨密度は、転ぶと骨折しかねない、85歳のおじいさんのような数値でした。

骨が弱ると足腰も弱り、歯もグラつき、骨髄で血液成分が作られる量も減って、体はボロボロです。極端なカロリー制限の怖さを、皮肉にも協会の方自身が、体を張って実証した格好ですね。

ちなみに今、日本人のおよそ5人に1人が、糖尿病かその予備軍と言われています。糖尿病を抱えて100歳を超える人は少ないので、百寿の大敵です。

太った人の病気だと思われていますが、日本人は逆です。茨城県に住む、65〜75歳の10万人以上の10年調査でも、糖尿病にかかった8000人の中で最も多い体形は「やせ形」でした。

やせるも太るも死亡リスクアップ

最近の報告では2010年、厚生労働省研究班が、**「中年以降に体重が5kg以上減少した人は、変化がなかった人と比べて死亡リスクが男性で約4割、女性で7割高く**

です。

なる」という疫学調査を発表しています。特にがんで亡くなるリスクが高まったそう

また**体重が５kg以上増えた人も、死亡リスクが３割アップしていました**。

一方、カロリー制限が大変うまくいっている人の例も紹介しておきます。たびたびご登場願っている日野原重明さんは、20代のときからなんと80年間、体重がほとんど変わっていません。

その秘密はまさに「カロリー70％」の食生活にあります。

人間の体の代謝は年とともに落ちるので、若いときと同じカロリーをとっていたら中年以降は太ってしまいます。日野原さんは、40年以上前に独自に**「栄養のバランスを保って、標準摂取カロリーの70％に抑えれば太らない」**ことを突きとめ、守ってきました。

たとえば会食でフルコースの料理が出たら、はじめに切り分けて、半分しか食べない、などの工夫をする一方、ちょっと栄養不足だなと思ったら、たまにはたんぱく質

や鉄分が豊富なステーキを少し食べるといった具合です。

日野原さんの20代の体重は、60kg。50代は63kg。100歳を迎えた今65kg。80年間、60〜65kgのワクの外に、一度も出ていません。

そして100歳を超えて、階段を2段跳びで駆け上がるほどの若々しさです。

日野原さんは最高のお手本です。高齢になると免疫力が落ちてくるので、若いころより少し体重が増えたほうが、病気への抵抗力や体力がつくからです。「やせるも太るも20代から5kgまで」を鉄則にしましょう。

すでに以前より激太りしてしまった人は、**まず1ヵ月以上かけて、体重の3〜5%を目安に減量します**。

ごはんとおかずの品数は変えず「ひとくちずつ残す」など、栄養のバランスを保ちながら摂取カロリーを減らします。

そして歩く、階段を上るなど暮らしの中の運動量を増やすと、体に負担をかけずに少しずつ体重が減って、理想の体形に落ちつきます。

動脈硬化でも100歳まで活躍できた理由

かなりの動脈硬化が見られるのに、100歳を過ぎても現役で日本舞踊を教えたり、3000m級の山をスキーで滑降したり……。

現役で百寿を謳歌《おうか》された、板橋光さんと三浦敬三さんについての興味深いデータがあります。私自身が、2人の血管の老化について調べた結果、2人とも**「年相応、または年齢以上に動脈硬化が進行」**していました。

動脈硬化はその名の通り「動脈にコレステロールや中性脂肪などがたまって弾力性や柔軟性を失い、硬くなった状態」。スムーズに血液が流れなくなり、心筋梗塞や脳卒中など、命にかかわる病気の原因になります。

板橋さんと三浦さんには、健康の守り神がいました。2人の血液には、動脈の傷を修復するホルモン、**アディポネクチン**がたっぷり分泌されていたんです。これには2人のほどよくスリムな体形がモノを言っていました。

アディポネクチンは大阪大学医学部の研究によって、世界に先駆けて日本で発見されたホルモン。

インスリンの感受性を高め、糖を利用して糖尿病の予防や改善に働き、脂肪を燃焼させ、血管を拡張させて血栓や動脈硬化の予防に働く……。大変な働きものの**「スーパー健康ホルモン」**です。

ただし、**脂肪細胞の肥大化した人、つまり太った人は、アディポネクチンが分泌されません**。三浦さんも板橋さんも、生涯、栄養のバランスのいい小食をキープして、若いときと変わらない体形を守り、大病をまぬがれていたのです。

元気な百寿者1907人調査の結果を見ても、男性は平均身長およそ155㎝、体重49㎏。

女性は142㎝、39㎏と、小柄でやや、やせ形の人が多い。身長150㎝で体重56㎏以上、160㎝で64㎏以上、170㎝で72・5㎏以上の肥満の人は、男女ともわずか5％程度でした。

健康診断で「問題あり」という結果が出ても、あまり気にしないで、よく体を動かし、バランスのいい食事と「太りすぎないこと」に気をつけて元気に100歳を迎えましょう。

習慣 17

起きぬけに**白湯**を飲む

高齢者はこまめに水分補給を

ボケない百寿者は朝、必ずと言っていいほど、お茶、牛乳、ジュース、みそ汁などで、たっぷりと水分を補給しています。起きぬけにコップ1杯の水を飲むという人も多いです。これはすばらしい習慣です。

朝一番に白湯（お湯）を飲む健康法も、一度お試しください。

人間の体重のおよそ60％は水分です。その6割は細胞内に、ほかは細胞外に存在していて、血液は、体重の5％ぐらい。

高齢になると体の水分量が55％前後に減るので、こまめに水分を補給しないと、すぐ脱水症状を起こします。

意識障害や血圧低下、そして血液が濃くなるので心筋梗塞や脳梗塞の危険性も高まって、大変危険です。

たとえば日中、日向ぼっこをしているうちに寝入ってしまい、目がさめたら脳梗塞を起こして半身麻痺になっていた、というような恐ろしいことも起こります。発熱や下痢が続いていると、いっそう水分が奪われるので脳梗塞の危険が高まります。

特に夜、寝ている間は、発汗や排尿で水分がどんどん出ていきます。それなのに水分をとらないと、血液の粘度もどんどん上昇するという報告があります。血液がドロドロだと特に高血圧、糖尿病、高脂血症の人は、血栓が大変できやすくなります。

内臓にやさしい白湯パワー

中高年以降はできれば枕元に水差しをおいて、目がさめるたび水分補給をしてほしいのですが、それが無理ならせめて朝はたっぷり水分をとってください。

起きぬけには、沸かした湯を50度ぐらいに冷ました白湯を飲むことを、私はすすめています。大きめの湯のみ1杯分を、5分から10分かけて、ゆっくりと噛みしめるように飲みます。

白湯は、水を電子レンジで温めるのでもかまいません。お茶やコーヒーのように「淹《い》れる」手間がいらないし、カフェインなども入っていないので、内臓にも負担をかけません。

起きぬけは最も体温が下がっているので、内側からポカポカ温めることで、体のさまざまな機能がスムーズにウォーミングアップし、代謝がよくなります。

朝一番に冷たい飲み物が体に入ってくると、胃腸がびっくりしてしまいますが、温かい白湯は胃も腸も皮膚もやさしくうるおして、お肌のかさつきや便秘の改善にも役立ちます。

特に、体が冷えていると感じる朝は、ぜひ試してみてください。

第2章

100歳でもボケない人の「心」の習慣

習慣 18

小さなことで
クヨクヨしない

「苦労話」で早死にする⁉

「万事クヨクヨしない」

これは120歳まで生きた泉重千代さんの長寿訓の、最初の言葉です。

あなたは過去の嫌なできごとや、つらい思い出を引きずってしまうほうですか？ 小さいことでクヨクヨしてしまいますか？ だとしたら、100歳まで元気に生きるのは難しいかもしれません。なるべく「吹っ切る」ことを心がけましょう。

「ボケない100歳になる心構えをひとつ教えてほしい」と言われたら、私は自信を持って「クヨクヨしないこと」とお答えします。

私が今までに出会った元気な百寿者のみなさんに、クヨクヨタイプはひとりもいませんでした。戦争、天災、貧困、重労働、大病、肉親の死など大変な経験をしていても、苦労話はしたがらないし、苦手だったことや失敗談にも乗ってきません。逆に、得意なこと、成功したこと、誇りに思うことになると話が尽きません。
最もいきいきと目が輝く話題は、**「今とこれからの楽しみ」**のこと。
みなさんとにかく前向きで、自分の人生を肯定的に見ています。その性格のおかげでいろいろな障害を乗り越えられたと、ニコニコ笑っています。

脳をサビつかせないで！

脳の神経細胞は高齢になっても日々、新たに再生し続けていることがわかっています。以前は「記憶にかかわる海馬に神経細胞が多いのは、新たな記憶をたくわえるため」と単純に考えられていました。

しかし最近の研究で、「海馬で増えた神経細胞は、古い不必要な記憶を消すためにも使われている」ことがわかってきました。

マウスの実験などから推測できるのは、ボケない百寿者の脳の中では、**神経細胞が活発に生まれて嫌なことを忘れさせ、新しいことや環境に適応していく力のもとになっていること**。前向きだから脳の働きが活発になって、ボケを寄せつけないとも言えます。

アメリカのプリンストン大学の研究グループは、マウスの遺伝子を操作して、海馬で神経細胞を再生できないマウスを作りました。そのマウスを、電流が流れる不快な箱の中で飼育してから快適な箱に移そうとすると、嫌な記憶にとらわれて立ちすくみ、新しい箱になかなか入ろうとしません。操作をしていないマウスは、すぐに新しい快適な飼育箱に慣れました。

人生だれにでも、よいことも悪いことも、成功も失敗も、悔やんでも悔やみきれないことも、みんなたくさんあります。

いつもクヨクヨしていると、神経細胞を再生できないマウスと同じように、立ちすくんで脳がサビついていってしまいます。

よいこと、うまくいったことに目を向け、自分をほめてやり、もっといいことが起こるように、前に踏み出しましょう。

習慣 19

小さなリノベーションを繰り返す

同窓会で何と言われますか？

ローマは1日にして成らず。人間も全く同じです。90歳、100歳になって急に、前向き、元気にはなれません。

もしあなたが40歳を過ぎていて、学生時代の同窓会で**「老けている自分」**を意識したら、今のままでは、人より早くボケてしまいます。すぐに体と人生のアンチエイジングにとりかかりましょう。

逆に**「昔と全然変わらない」**とほめられたり、秘かに**「自分はけっこう若いほうだ」と思えた人は、大変有望です**。きっと食べ方や健康法に自分なりのスタイルがあり、心から打ちこめることや、やりたいことがあると思います。それをどんどん伸ばして、ボケない100歳を目指してください。

小さなことからコツコツと

年を経た建物に手を加えて機能性、耐震性、デザイン性、エコ性能などを高めるリノベーション。見た目もパリッときれいになるし、耐用年数もぐっと延びます。もちろんその後もまめに補修することが大事です。

人間も、**中高年期の心身、生活習慣のリノベーションと日々のメンテナンスが大事**で、これが元気でボケない１００歳への足がかりにもなります。

三浦敬三さんは、51歳で青森営林局を辞めて「スキーを本格的にやる」人生にシフト。食事法や「首回し」などのトレーニング法を自分で考えて実践し、ひたすらスキーに打ちこんで１０１歳まで長生きしました。

日野原重明さんは50代でコレステロールの数値が高いことに気づきました。独自に調べて、オリーブオイルで抑えられると確信し、40年間、１日15㎖ずつ飲み続けて今とてもお元気です。

アートフラワーの創始者、飯田深雪さんは60代で「深雪スタジオ」を設立し、１０３歳で世を去るまで現役で活躍しました。

アメリカの画家、グランマ・モーゼスさんは、70歳を超えて初めて本格的に絵を描き始め、１０１歳で亡くなるまでに１６００点もの作品を生みました。

小さなことからでいいんです。リノベーションを意識しましょう。

習慣

20

傍《はた》を楽にする

長生きしたけりゃ働きなさい

いきいき元気な百寿者はみんな働きもので、みんな思いやり深い。これも、今までのいろいろな取材で実感していることです。

たとえば長寿県・沖縄のなかでも特に健康な百寿者が多いことで知られる大宜味村《おおぎみそん》。ひとり暮らしや老夫婦のみの世帯が大変多い地域ですが、家に閉じこもっているお年寄りはほとんどいません。

みなさん「当たり前」のこととして、体が動くかぎり、畑仕事や芭蕉布の手織りなどの仕事を続けます。また近所づきあい、老人会への参加、ボランティア活動なども、とても盛んです。

さまざまな百寿者調査を見ると、**仕事を辞めた年齢は70代が最も多く、100歳になっても、畑仕事や書道教室、店番、ボランティアなど、できる範囲で仕事を続けている人も少なくありません**。昔からお坊さんや芸術家が長生きなのは、定年がなく、高齢になっても仕事を続けられることも大きいでしょう。

「地域で話題の高齢者」(2009年厚生労働省発表)の横顔を見てみましょう(年齢は発表当時)。

群馬県の町田管さん、109歳は「ほめ上手で、周りにいる人をみんな笑顔にしてしまう」。

長野県の百瀬かつみさん、101歳は「趣味でアクリルたわしを編み、近所の人たちに配り、喜ばれています。畑仕事、草むしりを一生懸命して、自分の身の回りのことはすべてこなしています」。

愛知県の久米いくさん、105歳は「雑巾を作るのが楽しみで、手縫いして毎年市に寄贈しています。長生きの秘訣は、腹の立つことは忘れ、楽しみを見つけること」。

北海道の木村瀧三郎さん、100歳は「庭木の手入れをしたり、散歩したりと健康で過ごしています。食べ物の好き嫌いはなく、今年の冬も自宅の雪かき、屋根の雪下ろしも自分でしていたほど、とても元気です。読書が好きで、以前は小説を、最近では時代劇マンガをよく読んでいます。日記も毎日欠かさず書いています」。

新潟県の金内ヨシさん、100歳は「ほぼ毎日、朝5時に起床し、畑の収穫物を持って朝市に行きます。小さな手押し車に荷物を積んで、朝8時過ぎから12時頃まで野菜を売ってきます」。

身の回りのことから雑巾作り、雪かき、野菜売りまで、今できる「仕事」を、まめに続けています。なにか人の役に立てないか、人を喜ばせられないか、常に頭をめぐらせています。知識欲も、老いてますます盛んです。

健康で周りから愛される、幸せな百寿になる秘訣は**「体も頭もせっせと働かせ続ける」「人を思いやる」**ことの積み重ねにありそうです。

122歳まで長生きしたジャンヌ・カルマンさんは、120歳で禁煙しました。健康のためではなく、「タバコの火をつけてくれるお手伝いの人が大変だろう」という思いやりから。

「働く」とは「傍を楽にする」ということ。70代、80代以降になにか仕事ができないか、人の役に立てないか、一生の生きがいにできることはないか、早めに考えておきましょう。

習慣 21

口癖は「**今が一番幸せ**」

あなたが一番幸せだったのはいつ？

「だから、明日のことまで思い悩むな。明日のことは明日自らが思い悩む。その日の苦労は、その日だけで十分である」（『マタイによる福音書6：34』）

「過去を追うな。未来を願うな。過去は、すでに捨てられた。未来は、まだやってこない。ただ、今日なすべきことを熱心になせ」（『中部経典』）

キリスト教と仏教。東西の二大宗教の開祖、イエス・キリストとブッダが、まるで話し合ったように**「今日のことだけを考え、今をひたむきに生きなさい」**と教えています。

107歳の天寿を全うした清水寺貫主の大西良慶禅師は、晩年は白内障にかかって目がよく見えなくなり、耳もよく聞こえなくなっていました。しかし、「今までの人生で、いつが一番よかったですか？」と聞かれると、いつも**「今が一番ええ」**と答えました。

写真家・小野庄一さんが撮り続けてきた100歳以上の日本人200人の多くも「今が一番幸せ」と笑っていたそうです。

著書『百歳王』（新潮社）には、今に感謝し、今、ここでできることを楽しむ、屈託のない笑顔と言葉があふれています。一部を引用します（年齢は取材当時）。

「足が悪くて這って歩くことしかできないが、草取りが楽しみ」（青森県・太田さよさん、100歳）

「ひとりで電車を乗り継いで、日本橋に買い物に出ることも多い」（東京都・大館尭壽さん、104歳）

「1日1箱のSHINSEI（しんせい）を、キセルの先につけて吸うのが楽しみ」

（埼玉県・古林サクさん、１０６歳）

「オバーの仕事はこれ（芭蕉の糸紡ぎ）しかない」（沖縄県・友利クイタさん、１０1歳）

「毎日かかってきた電話の数を数えて、１年間の合計を年末に発表している」（宮城県・藤井松太郎さん、１００歳）

「近所の義理の妹（93歳）と話をするのが楽しみ」（長野県・新海ふくさん、１００歳）

習慣
22

「**お出かけ**」できる生きがいを持つ

生きがいの見つけ方

ボケない100歳になるためには**「食事、生きがい、運動」**の3点セットを充実させることが必要です。

どれも同じように大切ですが、まずは「生きがい」でしょう。

過酷なアウシュビッツ強制収容所を耐え抜いた心理学者、ヴィクトール・フランクルさん。

両親、兄、妹、妻をガス室で殺され、心血を注いだ学術書の原稿もナチスに没収されながら「必ずまた書いて出版する」ことを生きがいに、奇跡的に生き延びました。のちに**「収容所では、絶望した人から死んでいき、希望を持ち続けた人たちは生き延びた」**と語っています。

「生きがいって、どうやって見つけたらいいんですか？」という質問もよく受けます。

心がときめくものなら、なんでもいいんです。 ユニークな例をひとつあげますね。

強い生きがいに支えられると、ファーストフードでさえ100歳超えのエネルギーになる。そのことを証明したのは、ニュージーランドに住む、キャサリン・レドックさん。

足が不自由なのに、無料のチーズバーガーを食べるために20年以上、毎日3マイル（5㎞弱）の道のりを歩き続けて、ついに100歳を超えました。今までに食べたチーズバーガーは8000個。「なぜそんなにチーズバーガーが好きなんですか？」と地元メディアに聞かれて、「たぶん、無料だから」と、茶目っ気たっぷりに答えています。

レドックさんは夫を1989年に亡くし、以来、毎朝11時になると歩行器を出し、片道1時間かけて町まで歩いて行くようになりました。目指すはマクドナルド。注文するメニューは決まって、チーズバーガーとホットチョコレート。サラダはつけず、ソースもかけません。

店では当初から、高齢で体が不自由な彼女にチーズバーガーを無料で提供し、専用テーブルも確保しました。

すっかり地元の有名人になったレドックさんは道すがら、いろいろな人とおしゃべりを楽しみながら、往復2時間ウォーキング。大雨や腰が痛んで休むと、店員が届けに行きます。

「無料のチーズバーガー」という生きがいにひかれて、レドックさんは、ボケ予防に欠かせない「人とのコミュニケーション（社会とのつながり）」と「運動」をごく自然に続けることができました。

人生後半の生きがいは、ぜひ「お出かけ」できるものを見つけてください。外に出て道を歩くだけでも脳と五感への刺激が飛躍的に増え、骨粗しょう症からくる寝たきりも防げます。

習慣

23

ときめく！

アイドル追って、ボケ防止

健康長寿に欠かせない生きがいについて、もう少しお話しします。あるテレビ番組で、元気な百寿者100人の生きがいをうかがいました。

「タバコを吸うために週に4日、坂道を歩いている」「84歳で開いた、1回500円の英会話塾を100歳を超えてもできるかぎり続けたい」「125ccのバイクで日本一周したい」「101歳になる前に100mを走りたい」「となりのおばあちゃんと相思相愛。恋愛こそ2人の生きがい」……。

それぞれに楽しい答えが返ってきました。**生きがいとは、「なにかにときめく」こと**。心ときめく相手や趣味、目標のある人は、ない人に比べて、脳に新しい神経細胞が5倍も多く生成される、というデータがあります。

前述したマウスの実験の結果とぴったり重なります。

ときめきはまさに、ボケない100歳への妙薬。どんなにささやかなことでも、人に笑われそうなことでも全くかまいません。

趣味や習い事に没頭する、資格に挑戦する、アイドルを追っかける、旅行、動物との触れあい……**心からときめいたり、楽しんだり、励みにできるものがあれば、心はいつまでも若々しく、うつ病の予防にもなります**。

「年寄り扱いするな!」

テレビや新聞でたびたび紹介されている「ときめきの名人」は、大阪府の、2011年に103歳を迎えた書道家・管谷藍さん。モットーは、「日々楽しく暮らすこと」。88歳の米寿に「これから100まで生きたとしても、あまり年数がない。それならとことん人生を楽しもう」と決心したそうです。

早くに夫を亡くし、子どももいなくてひとり暮らし。書道教室で書道を教えつつ、ボランティアで老人ホームでの出前書道教室を開いたり、講演会に呼ばれたり、琴や謡《うたい》など趣味にも熱中して、スケジュールびっしりの日々。

信条は**「医者に行かず、薬も一切飲まない」**ことと**「がまんしないで好きなものを食べる」**こと。好物は「脂ののったお肉」。あっさりしたヒレ肉ではもの足りず、冷蔵庫の中にはロース肉などのストックがいっぱい。魚も「トロかうなぎ」、手料理も焼き肉、野菜いため、天ぷらなど、育ちざかりの男子の夕食のように、ボリュームたっぷり。

大嫌いなのは「年寄り扱いされること」。大阪に新しいホテルができたと聞けばすぐ泊まりに行き、夜景スポットに出かけ、おしゃれにも気をつかいます。おしゃべりが大好きで、新聞も毎朝くまなく読みます。「若い人より話題が豊富」なのが自慢。夜は必ずトランプ占いを、よい結果が出るまでやって「今日はトランプうまくいった、明日はいい日だ」とニッコリして熟睡。

大好きな言葉は、「魂燃《たまもえ》」……魂が燃え、希望に燃える……。

ご自分の気持ちにぴったりの言葉だそうです。意志があれば、１０３歳になっても、ここまでときめいて楽しく生きていける、というお手本です。

習慣 24

「日々デビュー」の心意気を持つ

老いないヒケツとは

105歳の天寿を全うした、日本を代表する女流画家、小倉遊亀《ゆき》さんは「60代までは修業、70代でデビュー」という言葉を残しています。

「始めることを忘れない限り、人はいつまでも老いない」（マルチン・ブーバー）。老けこまない人は、常にチャレンジを考え、新しくなにかを始めること……「デビュー」にも意欲的です。

122歳まで生きたジャンヌ・カルマンさんは、85歳になってからフェンシングを始めました。

三浦敬三さんは、100歳になってからも年間150日も雪山を滑りながら「まだ達していない。もっとスキーがうまくなりたい」と、ひたむきに雪質の研究や、スキー板の改良を重ね、トレーニングにも新しいメニューを意欲的に取り入れていました。

日野原重明さんは、100歳を迎える2011年のはじめに、新たに10年日記を購入しました。5年先の海外講演など、たちまち予定がどんどん入っているそうです。それだけではなく「100歳からでも筋肉をつけられることを自ら証明したい」と、ダンベル運動も始めています。

107歳で大往生するまで木彫り一筋を貫いた彫刻家・平櫛田中《ひらくしでんちゅう》さん。家の庭には、100歳のとき「20年後の制作のため」に購入した、巨大な彫刻用原木が置かれていたそうです。100歳の言葉は「60、70はハナタレ小僧。男ざかりは100から100から。わしもこれからこれから」。

世の中に関心を持つ

ボケない100歳たちは、年齢や寿命にとらわれず、驚くほど活発です。

アメリカではすでに100歳以上の人が8万人を超え、米商務省統計局によると2

０４０年までに58万人に達する見込み。いわば百寿先進国です。

アメリカの保険会社が行った「１００歳以上１００人の長寿の秘訣」調査では、１００人中27人がＭＴＶや音楽ビデオを鑑賞し、６人がインターネットに時間を費やし、４人がiPodで音楽を聴いていました。

ニュースやトレンドを知る主な手段は、複数回答で新聞40人、テレビは68人。食習慣が「50年前に比べて改善あるいは維持されている」人は82人。

世の中のできごとや最新の流行に関心を持ち、健全なライフスタイルを堅持している百寿者の姿が浮かび上がりました。

アメリカのボストン大学医学部の研究チームによる、１００歳以上の約１０００人への「健康や長寿に対する遺伝子および環境要因の影響」の調査結果も、**「活動的で、頭もよく使い、流行に関心を持つことが長生きの秘訣」**でした。

人生に「日々デビュー」する心意気が、１００歳超えの原動力です。

習慣

25

人に会う

脳が縮んでも、ボケなかった修道女

脳はかなり委縮していたのに、１００歳を超えても認知症にならなかった……。アメリカのケンタッキー大学の修道女研究で、シスター・メアリーのケースが報告されて、大きな反響を呼びました。

１０１歳で亡くなった彼女は、死の直前までボケの兆候さえなく、痴呆テストの結果も「正常」領域でした。

しかし、死後の病理検査では、脳に老人斑がいくつも見つかり、重量も軽くて萎縮していました。**老人斑も委縮も、アルツハイマー病の特徴です。なのに、症状が出なかったんです。**

その秘密は**「脳を生涯、積極的に使い続けた」**ことにあったようです。

シスター・メアリーは19〜84歳まで、数学教師として教壇に立ち、その後も福祉活動に熱心に取り組みました。

大変な勉強家で、生涯、新聞を毎日すみずみまで読んでいました。目いっぱい活性化している脳には、ボケも寄りつけないようです。

ボケを封じる2大作戦

これを裏付けるのが、スウェーデンの「社会的な交流頻度と痴呆の発症率」の研究。ひとり暮らしで、友人や家族の訪問が週に1回未満の人たちの、痴呆の年間発症率は1000人中160人。

一方、**家族と同居で、友人や子どもも週に1回以上訪ねてくる人の痴呆発生率は1000人中、わずか20人でした**。たとえひとり暮らしでも、人との交流さえあれば、脳が刺激されてボケが遠ざかることは、日本のさまざまな調査でもはっきりわかっています。

イギリスでは、ロンドンのタクシー運転手の脳の海馬の神経細胞が、経験年数に比例して最大で20%も増えたと報告されています。海馬は年齢に関係なく、使えば使うほど成長するということです。

海馬は、初めてのもの（特に空間情報）に、最も強く反応します。初対面の人と話したり、見知らぬ土地に旅すると、強い刺激をうけます。買い物や食事も、初めての店のほうが、刺激になります。

いくつになっても豊かな**「人との交流」**と**「初体験」**の２つを心がけて、ボケを封じましょう。

習慣 26

演歌を聴かない

120歳のユーモアと、あるがまま

「女性はどういうタイプがお好きですか？」

泉重千代さんが世界最長寿になったとき、アメリカCNNのリポーターにそう聞かれました。返事がふるっていました。

120歳翁の答えは**「やっぱり、年上の女かのぉ」**。

双子姉妹、きんさん、ぎんさんが国民的アイドルになってCDを出したり、テレビに出演していたころ、キャスターが「最近テレビの出演料がいっぱい入ると思いますが、なにに使われますか？」。

105歳になっていた姉妹はすまして、**「稼いだお金は、老後に備えています」**。

107歳まで長生きした彫刻家・平櫛田中さんの口癖は**「今日もお仕事、おまんまうまいよ、貧乏ごくらく、長生きするよ」**。

そして海の向こうのイギリスのエリザベス皇太后は、100歳の誕生日に、記者たちの質問に答えて**「長寿の秘訣？　毎日いただくシャンパンとジントニックよ！」**。悠々と101歳まで長生きしました。

ユーモアがあって、ありのままで、貧乏も笑って「極楽」にしてしまう。皇太后なのに大酒飲みを隠さない。みなさん心に余裕があって、ひょうひょうとしています。

『水色のワルツ』などで知られる作曲家でピアニストの高木東六さんも、「あるがまま」をモットーに、102歳まで長生きしました。

健康についても「体のためになにかしよう、と考えるだけでストレス」。愛煙家で1日に40本のタバコを吸い、ブランデー、コーヒーを1日何杯でも飲み、ステーキやウナギなど、好物を好きなだけ食べ、寝たいときに寝ました。

明るくおしゃれなものが好きで、**演歌は「メロディーが暗くて絶望的」と嫌いました**。90代まで現役で、合唱団の指揮・指導などを続けました。

節制がストレスなら「あるがまま」を貫いてみなさい。自分の責任において。やさしくて厳しい、高木さんのメッセージが聞こえてきます。

習慣 27

1日1回は大笑いする

人はいつからでも変われる

ここまで読んで「自分は無愛想だから」「気のきいた冗談なんて言えないし」「ネクラだから」と、うなだれている方へ。人はいつからでも変われます。

「笑顔が素敵な長谷川仙吉さん百歳は、実は、数年前まで、家族ですら殆ど笑顔を見たことがないほど、いつも苦虫を噛み潰したような顔をしていた。しかしデイサービスを利用するようになった数年前から笑顔や会話が絶えなくなり、家族はとても不思議がっている」（『百歳王「笑顔のクスリ」（横浜編）』）。

著者の小野庄一さんは「100歳を超えて急に笑顔が増えたという話はよく聞きます。人生、苦しいこともたくさんありますが、最晩年を笑顔の中で過ごせたら、笑うが勝ち、終わりよければすべてよしで、人として最高の幸せだと思います。またその笑顔は、周りも元気にします。百歳王たちの〝笑顔の薬〟を、写真に託して伝えていきたいと思っています」と。

笑うと免疫力が上がる!

笑いは自律神経を整え、免疫力を高めて病気を癒すというデータも、世界各国で報告されています。アメリカのジャーナリスト、ノーマン・カズンズさんは、体が硬直していく難病にかかり、治る見込みは500分の1と医者に宣告されます。そのとき、ノーベル平和賞を受賞したシュバイツァー博士に取材したときの言葉がよみがえりました。

「どんな患者も体の中に、自分自身の医者(自然治癒力)がいるんです。病気の治療は、人それぞれの中に住む医者を首尾よく働かせられたら、めでたしめでたしです」

カズンズさんは、ストレス学の元祖、カナダの生理学者ハンス・セリエの「欲求不満などのネガティブな情緒が、体の抵抗力を弱らせる」という説も思い出し、**「笑いで自分の自然治癒力を活性化しよう」**と思い立ちます。

笑いによって希望、信念、愛、生への意欲、快活さ、ユーモア、創造力なども増して治療の助けになる、と確信していました。

ひまさえあればコメディー映画やマンガを見て笑ってみたところ、「10分間大笑いすると、少なくとも2時間は痛みがなくなる」「笑ったあとは血沈が必ず5㎜程度改善」などのよい兆しがあり、8日目にして、硬直していた手が動き始めました。数ヵ月で社会復帰できました。

10年ほどたって今度は心筋梗塞の発作を起こし、主治医に「笑うことすら禁止、絶対安静」と言われましたが、カズンズさんはかまわずに笑い続けました。カリフォルニア大学の医学部の教授になっていて、知識もありました。

今回も独特の治療プランを実行し続け、病気はほぼ完治しました。

カズンズさんいわく「笑いだけで病気が治るというものではないが、笑いは科学的な治療の助けになる」。

笑いはまさに「薬」です。

習慣 28

さびしがらない

85歳でフェンシングを始める

内閣府が日本人の成人1万人を対象に行った世論調査では、「老後に不安」を感じる人は、7割近く。

それに対し、元気な百寿者1907人の調査では、**「将来に不安を感じない」人が、約8割にも達していました。「さびしいと思わない」「無力だと感じない」人も、それぞれ約6割。**

100歳を超えると「不安」「さびしさ」が消えるのでしょうか？

私は、元気な100歳はよい意味で**「強気」**で生きているのだと思います。不安やさびしさに受け身でなく、ファイトがある。

たとえばジャンヌ・カルマンさんが亡くなったのは、1997年、122歳のとき。その半世紀以上前の1934年に早くも娘に先立たれています。1942年には夫に死なれ、1963年にはたったひとりの孫まで事故で急死しました。カルマンさんは、

「身よりのないさびしいお年寄り」だったんです。

「身寄りのないお年寄りに個人年金を払い続け、亡くなったら遺産のすべてをもらえる」というユニークな制度が、フランスにはあります。年金を払いこむ側にとっては、身もふたもなく言えば「早く死んでくれたら丸儲け、長生きされるほど大損」になるシステムです。

天涯孤独のカルマンさんは、90歳のとき、自分のマンションを担保にこの年金の契約をして、看護師のいる老人ホームに移りました。

マンションの家賃、個人年金、国からの年金を三本立てで受け取り、悠々自適な老後でした。

逆に、払い込む側は年金を30年以上も振り込んだあげく、カルマンさんより先に世を去ることになり、契約は遺族に引き継がれました。

カルマンさんは85歳でフェンシングを始め、100歳まで自転車に乗り、好きなタバコ、お酒、チョコレートを楽しみながら冗談を飛ばして、元気いっぱいの晩年でした。120歳を過ぎて、ほぼベッドの中で過ごすようになってからも、よく陽気に歌を歌っていたそうです。

さびしい身の上でも、さびしがらない。

これはボケない極意です。

習慣 29

退屈しない

いつだっておもしろ体験に変えてしまう

122歳まで長生きしたジャンヌ・カルマンさんは長寿の秘訣を聞かれて**「ひとつは笑うこと。ひとつは退屈しないこと」**と答えています。

退屈しないためには、「暇をもてあまさない」ことが大事です。**どんなにつまらなくてあくびが出そうな状況でも、そこに意味を見出し、おもしろい体験に変えてしまう能力。**特技と言えるかもしれません。

画家や詩人・歌人や学者に100歳を超える人が多いのは、「今度はなにを作ろう、どう表現しよう、探索しよう」と常に新しい作品や研究に思いをめぐらせ、退屈を知らないことも大きいと思います。

逆に、脳に一番よくないのは、刺激のない、判で押したような退屈な日々の繰り返しです。

仕事を辞めて、家事も人任せ、これといって趣味もなく、日がな1日寝そべってテレビを見て、ご近所づきあいもせず、家族ともあまり話もしない。

そんなぬるま湯生活を送っていると、頭も体もたちまちボケます。

じっとしていると病気になる

健康な人でも、1日じっと寝ていると、下肢の筋力が1週目で20%、2週目で40%、3週目で60%も低下するというデータがあります。さらには、体中の関節がスムーズに動かなくなり、体を起こそうとするとめまいがして（起立性低血圧）、座ることや歩くことができなくなります。

続いて骨が弱くなる、心臓や肺の機能が低下する、痴呆や抑うつなどの精神症状などの「廃用症候群」……運動機能障害や臓器の障害が生じてしまいます。

厳しく言えば、**ボケは9割「ぐうたら病」です。**

たとえ入院していても、足指じゃんけんや首回しなど動かせるところはどんどん動かし、読んだり、書いたり、歌ったり、考えたり、しゃべったりして、頭もよく使いましょう。

習慣 30

おしゃれが好き、イケメンが好き

１００歳のおしゃれなおばあちゃん

生まれたままの姿で出歩かないで、自分で選んだ服を、自分で組み合わせて着る。お化粧やマニキュアをする。靴を履く……。おしゃれは、高度な社会的コミュニケーションができる人間だけの特権。「人間らしさ」の象徴です。

だから、**身なりに気を遣わなくなった人間は壊れていく**。

欧米のきちんとした老人ホームでは、食事のときはジャケットを着るのが決まりです。

１０７歳の教育学者・昇地《しょうち》三郎さんは、赤いジャケットやベスト、黒に赤いラインの入った帽子、赤い蝶ネクタイなど、いつも目のさめるような赤をファッションに取り入れて、粋に着こなしていました。

銀座のバーのママとして、１０１歳で亡くなる直前までお店に立っていた有馬秀子さん。

いつもきれいにお化粧をして、爪には透明なマニキュアを塗り、動くたびにシャネル20番のトワレがふわっと香りました。きめ細かな肌は牛乳で洗顔していました。

『百歳王「笑顔のクスリ」（横浜編）』（小野庄一著・八坂書房）によると、神奈川県の岡村ミチ子さん105歳は、撮影のためにお化粧を始めると、とたんに目が輝き、表情がいきいきとして、口紅のラインなど、メークの仕上がりを、鏡をじいっと見つめて入念に確認していました。

同じく神奈川県の長谷川仙吉さん100歳は、日ごろから「猫背にならずスラッとするように」姿勢に気をつけ、焦げ茶のジャケットにちょっと渋めの赤いシャツを合わせるなど、おしゃれを心から楽しんでいる様子です（ともに年齢は本の発売当時）。

テレビ番組のレポーターが、100歳のおしゃれなおばあちゃんに「そのかわいさの秘訣はなんですか?」とたずねていました。答えは**「女の子であることよ。女は、いくつになっても女の子なの」**。

年をとるほど、どんどんおしゃれになりましょう。

年下のイケメンが若さをくれる

「恋ってのは、長生きするには一番いいものですよ」という名言を残したのは、106歳まで長生きした国文学者・物集高量《もずめたかかず》さん。

100歳を超えてからも、「34人目」と豪語して26歳の恋人との恋愛を謳歌しました。生涯ヤンチャで、老衰で亡くなる前日に、女性の看護師のスカートに手を入れて師長から叱責されています。

写真家・小野庄一さんが今までに出会った200人の百寿者たちの多くも年下の異性が大好きで、マリリン・モンローの写真を部屋の壁一面にピンナップしていたり、取材を受けるとき、記者が男性だと機嫌が悪く、女性だと5分後には手を握っているおじいちゃんもいたようです。

「おじいちゃんはちょっとでも年下の異性ならゴキゲンだけど、おばあちゃんは介護士が30歳以上だと納得しなくて、若いイケメンの担当者が人気がある」という現場の声もよく聞くそうです。

女性はいくつになっても心が「乙女」なのかもしれませんね。

人生は100歳を前提にする!

スコッチウイスキー「オールド・パー」のラベルの白ひげのおじいちゃんは、実在のイギリスの有名人、トーマス・パーさん。

80歳で結婚して一男一女をもうけ、102歳のときに婦女暴行で逮捕。122歳で3度目の結婚をし、151歳からは、彼の長寿に興味を持ったチャールズI世に招かれて宮殿ぐらし。152歳で永眠……という言い伝えが、イギリスでは信じられています。

生前、その長寿ぶりはロンドン中に知れ渡り、ルーベンスやヴァン・ダイクの絵にも描かれたそうです。

今後は、トーマス・パーさんのような、１００歳を過ぎても元気な人が、世界中で増えそうです。

新しい仕事や恋の可能性も**「人生１００歳」**を前提に考えましょう。

習慣

31

なでられる、もまれる、さすられる

「私は、講演などで、小学生と接することがあります。終わると、みんな握手を求めてくれます。また、若い女性から、ハグしてくださいと言われることがあります。若い人たちとのスキンシップは大事ですね。精神的にも若くいられるし、活力ももらえます」と、今年１０３歳の日野原重明さん。

握手、ハグ（欧米人のあいさつに見られる軽い抱擁）、マッサージなど、タッチによってお互いの存在を認めあい、元気や心の安らぎにつなげる……。タッチケアが注目されています。

悲しみの底にある人の心にも、言葉でなく手で触れたほうがいい、と日野原さんは言います。

「言葉では癒せないほど深い悲しみは、当人がひとりで耐えるしかありません。でも周囲は、その人がもたれかかる柱にはなれる。同情ではなく共感を持って、一緒に悲しむことです。言葉ではなく手のひらで触れ、そばにいることを伝えることです。手のタッチは、心へのタッチになります」

なでる、もむ、さするなどのタッチによって、次のような効果がもたらされます。

①自律神経を安定させてストレスを軽くする。
②筋肉をリラックスさせ、疲労を回復させる。
③痛みをやわらげる。
④血液やリンパ液の循環、体の代謝をうながし、むくみを減らす。
⑤腸のぜん動活動を活発化させて、排便をうながす。
⑥気持ちが落ちつく。癒される。

タッチは手のひらか指の腹を使うのが基本で、**「手当て」**にも通じます。ストレスを癒し、新陳代謝をうながすことで、アンチエイジングにもなります。夫婦で、親子で、祖父母と孫で、友人たちと、もっともっと、タッチをしあって若返りましょう。

第3章

100歳でも元気な人の「**生活**」の習慣

習慣

32

ふくらはぎをきたえる

きんさんのたゆまぬ努力

「歩けんようになったら、人間おしまいだ」。

107歳まで長生きしたきんさんのこの言葉には、あまり知られていない「たゆまぬ努力」が秘められています。

いつも豪快に笑い、**「悲しいことは考えんほうがええ、楽しいことを夢見ることだよ」**とひたすら明るかったきんさんは、実はテレビで人気者になる前の90代、老いによる極度の衰えが、体にも脳にも心にも現われていたと、新聞などで報じられていました。

たとえば軽く握手をしただけで骨折しかけたり、ちょっとした打ち身が青黒いあざになって消えなかったり。杖にすがらないと歩けなくなり、1から10までも数えられない、うつ症状など、ボケの兆候もありました。

ふくらはぎのポンプ力！

家族が奔走してたどりついたのは「体を支える下半身をきたえる」治療法。**特にふくらはぎは、下りてくる血液を押し上げるポンプとしても働くので、ここをきたえると筋肉の衰えと血流の両方を改善できます。**

きんさんは90代後半から10年間ほぼ毎日、「うつぶせに寝て左右の足の裏にテープで1kg前後のおもりをつけ、交互にかかとをおしりのほうに持ち上げては下ろす」運動を続けたそうです。

初めは数回でしたが、少しずつ回数が増えるにつれ、血色がよくなり、声が大きくなり、息切れしなくなり、自力で歩けるようになりました。

体調がよくなると暗い言葉も出なくなり、自分でやれることはなんでも意欲的にやるようになりました。

下半身ストレッチの回数は半年で1日600回までになり、その後は「声を出して10までを5回、50回でひと休み。それをあきるまで繰り返す」形で、天寿を全うする直前まで続けたそうです。

ふくらはぎはマッサージをしても効果的。1日5～10分でいいので、もんであげると、血流が上がってさまざまな病気を遠ざけることができます。

習慣 33

いつも手と舌を使っている

両手と舌を動かせば、脳はサビつかない

家の中に閉じこもっている人よりも、外に出て、他の人と話したり、なにかを作ったりしている人のほうが、明らかに記憶力がしっかりしていますね。これは、手と舌をしっかり使っているからです。

両手と舌が異様に大きい「ホムンクルスの人形」というのがあります。これは「人間の脳のなかに住んでいる小人」という発想で作られたもので、大脳に分布する運動神経細胞の数に合わせて、両手と舌が異様に大きい。**「人間は、手と舌を使う神経細胞の数が最も多い」**ということです。

だから、ものを覚えるときには「単に目で覚えるよりも、書いて手を動かし、口に出して舌を動かして覚えたほうが、脳の神経細胞を多く使う」ことになり、より覚えやすくなります。

両手と舌をよく動かしていれば、脳はサビつかない、とも言えます。

ここから導かれる「ボケ予防トレーニング」は、音読、文章の手書き、習字、料理、手芸、楽器の演奏、弾き語りなど。仲間とやりとりしながらの、囲碁、将棋、マージャンなどの勝負ごともおすすめです。

「しゃべる」機会を増やしなさい

おしゃべりも脳の活性化に最高。

地域の活動やカルチャー教室などに積極的に参加し、友人を作り、「しゃべる」機会を増やしてください。

脳科学の実験では、「音読と単純計算を毎日続けたら、ボケの症状が改善。自分で排尿できなかった人が1週間で尿意を訴えるようになった。2～3ヵ月で、オムツを着けていた人の3割はオムツが取れた。家族が驚くほど表情が明るくなった」という報告があります。

認知症の症状が出ていた99歳のおばあちゃんが、音読と計算のトレーニングによって、英語の勉強に意欲を示し、人に教えるまでになった例も報告されています。

体も、脳も、一念発起すれば、１００歳からでも成長します。

習慣

34

適度なストレスを抱えている

長寿博士のバランス理論

長寿遺伝子、サーツー遺伝子を発見したガレンテ教授にインタビューしたとき、「21世紀の人類にとって最も重要なキーワード」をたずねました。

ガレンテ教授の答えは、前述したように**「バランス」**（P94参照）でした。

分子生物学の最先端で活躍する教授から、これほど生活に密着したキーワードが出てきたことに、とても感動しました。

ガレンテ教授は、「食事と同じぐらい、筋力トレーニングなどの適度な運動も大切」と言っていました。

最近の研究では、手足の筋力がしっかり保たれていると、食べ物を噛む力も落ちにくいこともわかってきています。

教授は「ストレスのバランス」についても語ってくれました。**全くストレスのない**

生活が、必ずしも長寿につながるわけではない、と。

「適度なストレスはよい緊張をもたらし、人生を前向きに生きる原動力になります。運動や瞑想などで気分転換をしながら、上手にストレスとつきあっていきたいものです」と語っていました。

私が所属していた東京都老人総合研究所では、琉球大学と共同で、「長寿日本一」の沖縄の大宜味村《おおぎみそん》について13年間の疫学調査を行いました。そこから浮かび上がった健康長寿のキーワードも「バランス」でした。

食生活の面では、**大宜味村の人は肉類も豆類も野菜も海藻も、過不足なく食べていました。**

秋田県の平均寿命の短い村の人たちは、肉も緑黄色野菜も、大宜味村の人の3分の1ぐらいしか食べていませんでした。

また大宜味村の人は、生涯現役が当たり前。80歳、90歳まで農作業などの仕事を続けながら、よく散歩もし、老人会の活動や地域行事にも積極的に参加。一方で昼寝の習慣がある人が多く、夜も熟睡していました。

なんでもほどよく食べ、よく働き、よく休む。長寿遺伝子の権威も沖縄の長寿村の人も、全く同じ**「バランス長寿術」**を教えています。

習慣

35

週3回、1回30分以上歩く

運動は、いつから始めても遅くない

もしあなたが運動嫌いで、今までほとんどスポーツをしたことがないとしても、これから始めれば、すばらしい効果につながります。

50代で初めて運動の習慣を持った人も、体力・俊敏性ともに確実にアップし、その効果は70歳、80歳、90歳までも持続します。

たとえ若いころにプロとしてスポーツをしていても、それをパッタリやめてしまうと、体力も俊敏性もがくんと下降してしまいます。

元気で若々しく年を重ねていくためには運動を**「続ける」**ことが大事だとわかります。中高年からの運動は、体の内部の筋肉をきたえる、ゆっくりとした、バランス運動がおすすめです。バランスボールやヨガなどもよいでしょう。

スポーツクラブのマシンよりも、片足立ちやスクワットを毎日、自宅で、ちょっとした時間に継続して行うことが大事。継続は力です。

「どうせやるなら、スポーツで思いきり燃えたい」と思った方は、京都府の百寿者、宮崎秀吉さんがお手本になります。90代になって友人たちが次々に亡くなり、「ひとりでできる趣味を」と、92歳で陸上を始めました。100歳アスリートとして2010年に100m29秒83の世界記録を更新しました。

起き抜けには歩かないで！

現代のサラリーマンの平均歩数は、1日約6000歩、主婦は約4000歩というデータがあります。

30歳を過ぎて運動しないと、筋肉は10年ごとに3〜5％失われ、骨ももろくなっていきます。筋力と骨が弱ると疲れやすくなり、転倒やけがをしやすくなり、ひいては寝たきりになるリスクが高まります。人間の内臓は年とともに弱っていきますが、**筋肉と骨は、トレーニングすれば90歳からでも機能を高めることができます**。

足の筋肉は、身体全体の筋肉の7割を占めています。腕をふって歩くと全身運動になり、次のような健康効果が期待できます。

①心肺機能が高まり、血圧が下がる
②悪玉コレステロール、中性脂肪が低下し、善玉コレステロールが増える
③血糖値が改善する
④骨がきたえられ、骨粗しょう症が改善する
⑤免疫力が高まる
⑥筋力がつく
⑦体重をコントロールできる
⑧リラックスしてストレスを発散できる

週に3回、1回30分歩けば、骨粗しょう症を防げる、というデータがあります。ただし、ウォーキングが体によくない時間帯もあります。体の機能が目覚めていない起きぬけや、おなかがすいているときと食事の直後、血圧の上がりやすい、寒い時間帯。気候のよい日の、食事から1時間ぐらいたったときに、楽しんで歩きましょう。

習慣

36

バランスボールを いつも身近に

ボールで体のコアをきたえる

ずっと元気で過ごすためには、体調に応じた、ほどよい運動が必要です。

「もう年だから」なんてあきらめないでください。

筋肉はいくつになってもきたえられます。

直径45～75㎝のバランスボール（リハビリ用ボール）を使った運動は、もともと病気やケガのリハビリのために開発されたので、だれでも、いつでも、気軽に取り組めます。


ただバランスボールの上に座っているだけでも、体がバランスを保とうとして、体の内側の筋肉がきたえられます。

これは体を安定させたり、なめらかな動きを作り出す筋肉で、きたえると転倒を防止したり動きを楽にします。


体の内側の筋肉は、外側に比べて意識的に動かすことが難しいので、ボールの力を

借りるのはよい方法です。

ボールの上でバランスをとると骨盤が安定し、背骨の並びも整い、肩こりもやわらぎます。

姿勢がよくなるので足や腕の動きもかろやかになり、活動量が増えて、結果的に肥満防止にもつながります。

さらに、自分の体のゆがみに気づくことができます。

「まっすぐ座っているつもりなのに、なんとなく右に傾いてしまう」ことなどをボールが気づかせてくれます。

どんなボールを選べばいいの？

正しい姿勢でエクササイズをするためには、体に合ったサイズのボールを選ぶことが大切です。

背筋を伸ばしてボールに座り、足を床につけたときに、ひざの角度が90度くらいになり、太ももと床が平行になるサイズを選びましょう。私は、小脇に抱えられる小ぶりのボールもストレッチに愛用しています。

長寿の秘訣は、しなやかな筋肉を身につけることです。激しい運動は必要ありません。姿勢を正しく保とうと意識することから始めましょう。

習慣

37

1日5分「**腹式呼吸**」をする

ゆっくり、大きな呼吸で105歳まで熱唱

105歳で逝く直前まで、イタリアオペラの普及に力を注いだ中川牧三さん。20代でヨーロッパに渡って音楽を本格的に学び、100歳を過ぎても日本とイタリアを行き来して、大学教授から20代の若い人まで、さまざまなお弟子さんにオペラを指導しました。晩年にもつい指導に熱が入り、アリアを2時間も歌い続けてしまうことが、よくあったそうです。中川さんの人生は「長寿の法則」そのものです。

まず、オペラという大きな生きがいがあり、脳をまんべんなく刺激し続けることができました。

日本人のオペラ歌手は、感性系の「音楽（芸術）脳」と、イタリア語と日本語を使いこなすので理論系の「言語脳」の両方を駆使します。生きがいで心が満たされ、脳もフル回転し続けたわけです。

さらに興味深いのは、中川さんの呼吸法です。イタリアオペラ伝統の、低音から高

音まで、のどに無理をかけずにのびやかに歌える**「ベルカント唱法」**が、中川さんの長寿に大いに貢献したようです。

腹式呼吸でゆっくりと長く息を吐きながら発声するこの歌唱法により、中川さんの肺はガス交換がしっかり行われ、老化が最小限にくいとめられたのでしょう。この呼吸法を、1日5分間、ぜひ習慣にしましょう。

①なるべく静かに、少しずつ口から息を吐き出します。
②お腹に手を当て、鼻から息を吸いながら、お腹全体をふくらませます。
③この腹式呼吸を1日1回5分間繰り返します。

大きくゆっくり呼吸すると、血液や筋肉に必要な量の酸素が充分に行き渡り、体全体が健やかになります。脳にも酸素がたっぷり行き渡って、認知機能も保たれます。

カラオケは一生楽しめる

どこの老人ホームにも、必ずと言えるほど、カラオケの音響設備を見かけるようになりました。**歌うことで心身ともにリラックスできて、脳が刺激され、ボケ防止に役立つことがわかっています。**

仲間と一緒におなかの底から大きな声を出して歌うと、適度な緊張とリラックスのバランスが、脳下垂体を刺激して自律神経が整い、ストレス発散にもなります。

歌詞を暗記して情感をこめて歌うと、さらに脳が刺激され、アンチエイジングに働くホルモンが分泌されて、肌までつやめきます。歌うと自然に腹式呼吸になり、心肺機能も高まります。

力いっぱい歌うと1曲で100mのジョギングをするほどの有酸素運動になり、横隔膜や声帯にもよい刺激を与えます。ほかの人の歌を聴き、音やリズムを感じるだけでも、大脳皮質が刺激されます。心臓の働きが活発化して、血液循環もよくなります。ただし、カラオケが苦手だったり、歌が嫌いな人が無理して熱唱すると、免疫力が落ちることがわかっています。嫌ならやる必要はありません。

すべて**「楽しんで」**やることが、大前提です。

習慣 38

階段と坂は這ってでも上がる

骨をきたえる！

宇宙飛行士の骨は、重力を失って運動しないと、みるみるもろくなることが知られています。骨には圧力が必要です。とりわけ体を支える足腰の骨には、ハードな圧力を与え続けるのが正解。

階段や坂を「上る」「下る」運動、そして「中腰」の姿勢が、足腰のトレーニングに最も効果的です。

100歳を超えた日本舞踏家・板橋光《みつ》さんとプロスキーヤー・三浦敬三さんの骨密度を測ったときは驚きました。

板橋さんの腰の骨は80代の若さ、三浦さんの大たい骨に至っては、60代の人と同じ骨密度を示していました。

しかも2人そろって腰の骨は圧迫骨折も湾曲もなく、若者のようにまっすぐに整っていたんです。

このデータは、踊りとスキーに没頭する毎日によって、いかにそれぞれの骨がきたえられてきたかを、はっきり物語っていました。

日本舞踊と山スキー。激しさと強度に違いはありますが、かなり強い力が足腰に加わる運動をたゆまず行ってきた、という点は共通です。

スキーで滑降するときも、日舞の動きも、「中腰」になっている時間が圧倒的に長いことも参考になります。

いくつになっても「勝つ」のが生きがい

老舗旅館にはよく、80歳、90歳を過ぎても料理がいっぱいのった大きなお膳を両手で抱えて、階段をてきぱき上り下りする大女将《おかみ》がいます。**「足腰をきたえ続ける」**ことが、男女を問わずいかに大切かがわかります。

今年、103歳の日野原重明さんは学者として机に向かう時間も長いため、外ではなるべく階段を上っています。

日野原さんは、地下鉄の長い階段を、エスカレーターで上がる人と競争で駆け上がって「勝つ」のが生きがいのひとつ。

階段と坂は「寝たきり予防ジム」と心得て、這ってでも上がりましょう。

習慣

39

旅行が大好き

旅支度は最高の脳トレ！

旅行が好きな人は、できるかぎり旅をたくさんしてください。


ここに行きたい。

見てみたい。

食べてみたい。

体験してみたい。


まず、そのときめきと好奇心が脳と長寿遺伝子を活気づけます。

いろいろと情報を調べて行き先を決めて、スケジュールを作って、旅支度をして……という準備の一つひとつが最高の脳トレーニング。

旅先での経験は、五感がワクワクする楽しい刺激に満ちあふれ、旅から戻って写真の整理をしたり、おみやげを味わったりするのもよい刺激です。

世界一ダイナミックに旅をした最長寿者は、前述の教育学者・昇地《しょうち》三郎さんでしょう。

1年1回5ヵ国を回る世界一周講演旅行を99歳の2005年から始めて、100歳を超えてから何度もクリア。講演では、あいさつと自己紹介を、現地の言葉で自ら話していました。「語学学習」の刺激も脳に加わるわけです。

2010年はアメリカのニューオーリンズで開催される米国老年学会で、英語による講演をしたほか、ドイツ、オーストラリア、ニュージーランドの大学、シンガポールの幼稚園を訪問しました。

世界を飛び回る原動力は**「行ってみないとわからないから」**。

NHK朝の連続テレビ小説『あぐり』のモデル、吉行あぐりさんは、90歳を超えても美容院を続け、娘の吉行和子さんと海外旅行を楽しみ、店をたたんで迎えた99歳(白寿)の誕生日には**「これからが私の楽しい老後よ」**と語りました。

途中、脳梗塞などに見舞われて車椅子の生活になりましたが、106歳になってもお元気だそうです。

旅好きの好奇心は、旅に行けなくなっても衰えることなく、ボケを寄せつけないのかもしれませんね。

習慣
40

朝日を浴びる、土、雪を踏みしめる、木を抱く

脳が目覚めるリズムをつくる

「健康は、おてんとうさまのおかげ」（泉重千代さん、120歳）。

これほど明らかな真理はないと思います。最晩年まで、すがすがしい早朝の散歩を楽しんだり、畑仕事を続けたりする百寿者はとても多いです。

朝日を浴びる。
土や雪を踏みしめる。
風を感じる。
植物に触れ、木にもたれる。
大空をあおぐ。

私たちの先祖が何百万年も親しんできた自然との語らいを、もっともっと暮らしに取り入れましょう。

起きてすぐ朝日を浴びると、ねぼけていた体と脳がシャキッと目覚め、自律神経やホルモンも整って、快適な1日のリズムが生まれます。

私が主催する千曲川べりを散策するアンチエイジングツアーで、ブナの幹の感触が人の肌にとても近いことに気づきました。

スギやマツに抱きつくとゴワゴワしますが、ブナの木肌はとてもなめらかで、抱きついて頬を幹に押し当てると、頬を伝って癒しが体の中に満ちてきました。ぎゅっと抱きしめても嫌がらず、「どうぞ」と受け入れてもらっている感じがしました。

いろいろな木に抱きついて、一番やさしい1本を見つけてみてください。

また、三浦敬三さんが生涯を捧げたスキーに、私ものめりこんでいます。フカフカの新雪の上を歩くスノーシューツアーも開催しています。

偉大な探検家で、ノーベル平和賞を受賞した科学者でもあるフリチョフ・ナンセンさんも次のように語っています。

「あらゆるスポーツの王者の名に価するスポーツがあるとすれば、それはスキーである。スキーほど筋肉をきたえ、身体をしなやかに弾力的にし、注意力を高め、巧緻性を身につけ、意志を強め、心気をさわやかにするスポーツはほかにない。晴れ渡った冬の日にスキーをつけて森の中へ滑走していく……。これにまさる健康な、そして純粋なものがほかにあるだろうか。深々と雪におおわれた森や山のすばらしい自然にまさる、清純高貴なものがほかにあるだろうか」

私も全く、同感です。

習慣

41

「**死ぬ**ことに何の不安もないよ」

100歳まで生きた人の、安らかな旅立ち

死ぬのが怖い、という思いの底には**「死ぬときはどんなに苦しく、心細いだろう」**という恐怖があると思います。

しかし私が知るかぎり、この世からの旅立ちは、年をとればとるほど、安らかなものになっていきます。

107歳で大往生を遂げたきんさんは、「今日はちょっと調子が悪い」といって、横になり、そのまま眠るように亡くなりました。妹のぎんさんも、自宅で眠ったまま、108歳の生涯を閉じたと伝えられます。

清水寺の貫主、大西良慶さんも107歳まで長生きしました。前日は普通に夕食を食べ、翌朝、隣室の僧を呼んで起こされたところで「アイタ」と言って永眠。脳溢血

だったそうです。

ある老人ホームに入所していた100歳の男性は、「今日はしんどくて、食欲がない」と言った翌日、ベッドの横に倒れているのを発見されました。

すでに血圧が下がり、意識も低下した状態で、声をかけると「はい」と返事をしましたが、救急車がくる前に、眠るように亡くなりました。

アメリカの調査でも、元気に100歳を超えた人の、死に至る病の医療費は大変少ないと報告されています。

信仰を持っている方は、不安からも解き放たれるようです。

アートフラワーの創始者、飯田深雪さんは、敬虔《けいけん》なキリスト教信者でした。

103歳で天寿を全うする直前まで現役で活躍し、常々「天国はすばらしいところですよ。花が咲き乱れ、それは美しいところ。それに父や母に会えるのも楽しみですね。だから死ぬことにはなんの不安もないのよ」と明るく語っていました。

元気に１００歳を超え、穏やかに逝く。
人間として最高の幸せですね。

あとがき

人の細胞の中には、老化や寿命をつかさどる長寿遺伝子が、50個以上あると言われています。この遺伝子が活性化して〝オン〟になれば、実年齢より若々しい外見や、健康長寿が可能になります。

私はこう心に決めています。

「一生チャレンジするだけの生きがいと出あうこと、未来にときめくチャレンジスピリッツに燃え続けることが、きっと長寿遺伝子を一番元気にする。そのことを、医学的に実証しよう」

私が「いつまでも若々しく幸せに年を重ねる方法（抗加齢医学、サクセスフルエイジング)」の研究をはっきりライフワークと定めたのは、プロスキーヤーの三浦敬三さんと雪山に登ったときのことでした。

そのとき100歳を超えていた三浦さんは「今まで1日として同じ雪を滑ったことがない」と言っていました。

雪質は、場所や、気温や、降り方や、時間によって、滑るたびに違います。パウダースノーも、ぼたん雪もあります。千変万化する雪質を瞬時に見きわめて、どんな雪でもうまく滑ることが、彼の一生のテーマでした。スキー板も日々、独自に考え、工夫して調整と改良を重ねていました。

彼にとって「雪質」はそれほど深く大きな存在で、雪質へのときめきが、生涯、彼を支えました。異性に対してときめくだけが、人生後半戦のチャレンジ目標ではないということです。

敬三さんのこの言葉を聞いて、私は「サクセスフルエイジングの研究を、自分の支えにしよう」と決意しました。

医学には「健康になる」という目的もありますが、その前に「人を幸せにする」という最終地点を見つめていなくてはいけません。サクセスフルエイジング医学を研究することで、今まで医学が置き忘れがちだった「幸せ」を提供したい。これが私の一生の生きがいです。


敬三さんの息子、三浦雄一郎さんは、65歳のときに「もう1度エベレストに登ろう」と決意し、70歳で息子の豪太さんと一緒に登頂しました。

「夢はやっぱり、やれば達成、実現するものだとわかった。地球上で一番高いところに来ました」という、喜びにはずむ第一声が残っています。

なぜ雄一郎さんはこのエベレストに行ったか。

エベレストで、彼は常に、サウスポールというサイドから登り、サウスポールを滑って下ります。

ここを滑れる人は雄一郎さんだけです。その理由は1970年、パラシュートつきでここを滑ったとき、サウスポールのある岩に救われたから。その岩がなければ、クレバスに落ちていたところでした。

30年を経て、そのエベレストに再チャレンジしたんです。そして75歳のときにも。この間に心臓の不整脈が出て、私は主治医として「もう山はやめなさい」と10回ぐらい言ったんですが、どうしてもあきらめられないと、雄一郎さんは2度も心臓の手術をしました。

カテーテルアベレーションという手術で不整脈を抑えて、75歳で再び登頂に成功しました。


百寿者に共通して見られる、特徴的な性格は、調査結果をおおまかにまとめると、男性は「ひょうひょうとマイペースで生きていく人。凝り性でとことん追求したり、いろいろとコレクションしたりする人」。

女性は「一家の中心として、家族や周りの人のことを常に思いやり、世話を一生懸命する人」とイメージできそうです。

さらに、男女に共通しているのは「依存心が少ない」「自分の人生を肯定的にとらえている」ことです。

調査報告のなかには、百寿者の血液型調査の結果もあります。日本人にはA型が約40％と最も多く、ついでO型の30％、B型は20％、そしてAB型が10％ですが、百寿者では、A型が34％、O型B型が各30％となっています。比較的B型が多く、A型が少ないことがわかっています。

また興味深いのは「百寿者には耳の大きい人が多い」という報告です。耳を作るのは軟骨ですから、耳が大きい人は、軟骨を合成する力が強い人→変形性関節症になりにくい人→活動的な人→元気で長生き、ということかもしれません。

100歳を超えた女性には、40代で出産した人もとても多いことがわかっています。敬三さんが魅せられた「雪質」と同じように「元気な100歳の体質、性格、生活習慣」も実に多彩で、研究のやりがいがあります。

あなたの心の中にも、あなたのエベレストがあると思うんです。今、それを発見できない人も、それを発見できれば、いつからでも人生のチャレンジ目標に向かって生きることができます。
人生後半こそ、ぜひ「自分のエベレスト」を目指していただきたいと思います。そして、ぜひご一緒に「ハッピーな100歳」という頂に立ち、「夢はやっぱり、やれば達成、実現する！」と叫んでみたいですね。

白澤卓二

100歳でも
元気な人の習慣

発行日　2014年6月22日　第1版第1刷

著者　白澤卓二

デザイン　轡田昭彦＋坪井朋子
編集協力　日高あつ子、ロハス工房
校正　柳元順子

編集担当　黒川精一
営業担当　菊池えりか
営業　丸山敏生、増尾友裕、熊切絵理、石井耕平、伊藤玲奈、櫻井恵子、吉村寿美子、田邊曜子、矢橋寛子、大村かおり、高垣真美、高垣知子、柏原由美、大原桂子、寺内未来子、網脇愛
プロモーション　山田美恵、浦野稚加
編集　柿内尚文、小林英史、名越加奈枝、五十嵐麻子、杉浦博道、舘瑞恵
編集総務　鵜飼美南子、髙山紗耶子、森川華山、高間裕子
講演事業　齋藤和佳
マネジメント　坂下毅
発行人　高橋克佳

発行所　株式会社アスコム

〒105-0002
東京都港区愛宕1-1-11　虎ノ門八束ビル
編集部　TEL：03-5425-6627
営業部　TEL：03-5425-6626　FAX：03-5425-6770

印刷・製本　中央精版印刷株式会社

Printed in Japan ISBN 978-4-7762-0834-1

本書は2011年6月に刊行した『ボケない100歳2309人がやっていること』を大幅な加筆修正により、改題したものです。